마인드
스트레칭

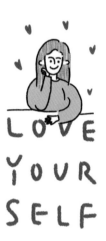

LOVE

YOUR

SELF

마인드 스트레칭

글 **이지수** · 그림 **임혜인**

메
카르북스

습관 성형 그리고
마인드 스트레칭

안녕하세요? 이렇게 만나서 반갑습니다. 저는 지속 가능한 다이어트 방법으로 사람들에게 잠재된 베스트 버전Best version[1]을 만들어 주는 다노의 공동 대표 이지수입니다. 동시에 소셜미디어상에서 건강한 라이프 스타일 팁을 공유하는 오피니언 리더 다노 언니 제시Jessie이기도 합니다.

다노의 다이어트 가치관을 담은 첫 번째 책《습관 성형》을 출간한 지도 2년이 흘렀습니다. 첫 번째 책에서 여러분과 나누고 싶었던 가치는 단기간에 빠르게 살을 빼는 다이어트를 넘어, 내 삶의 전반을 검토하고, 먹고 마시고 움직이는 행위에 대한 주도권을 잡아, 내 몸과 마음을 건강하고 아름답게 가꾸는 지속 가능한 '습관 훈련법'이었습니다.

---

1   베스트 버전(Best version)은 내가 만들 수 있는 '나의 최상의 상태'를 의미한다.

책이 출간된 후, 놀라울 만큼 많은 분들께서 《습관 성형》이 지향하는 라이프 스타일에 공감하고 실천해 주셨습니다. 더 나아가 '몸이 변하고 인생이 바뀌는 습관 훈련 다이어트'의 효과를 몸소 증명해 주셨습니다. 포털 사이트에서 급성장한 '습관 성형' 관련 키워드 검색량과 140,000건에 달하는 소셜미디어 해시태그 개수를 보면서 감사함과 동시에 책임감이 밀려옵니다. 《습관 성형》의 등장이 외적인 모습과 단기 효과에만 치우쳐 왔던 한국의 다이어트 풍속도에 작은 균열을 내고, 보다 지속 가능하고 건강한 자기 관리 방식이 한국 여성들의 삶에 스며들게 하는 것에 일조하였다는 것을 체감합니다. 참 감사한 일입니다.

《습관 성형》에서는 식습관 성형, 운동 습관 성형, 마인드 성형 이렇게 세 파트로 나누어 습관 성형 방법을 소개했습니다. 이 중 가장 중요한 것 한 가지만 꼽으라면 단연 마인드 성형입니다. 건강한 식단을 꾸리는 일도, 운동할 시간을 내는 일도 결국 내 마음이 내리는 결정이기 때문입니다. 살이 빠지는 원리는 과학의 영역이지만, 다이어트를 끝내 성공시키는 원리는 심리의 영역입니다.

첫 번째 책 《습관 성형》이 건강한 다이어트를 위한 방법론을 담은 필수 교과서라면, 두 번째 책 《마인드 스트레칭》은 건강한 몸과 마음을 유지하기 위한 생각 습관을 담은 책으로서 '마인드 성형'을 위한 방법론에 집중되어 있습니다.

살이 빠지지 않아 답답함을 호소하는 분들, 주변의 외모 평가 때문에 자존감이 낮아진 분들, 의지 박약을 극복할 방법을 몰라 조언을 구하는 분들로부터 하루에도 수십 통, 많게는 수백 통의 질문을 받습니다. 이런 분들이 마음의 문제에 한층 더 쉽고 효과적으로 대처할 수 있도록 인지행동 치료에서 사용하는 상담 기법과 자존감 관련 서적들이 소개하는 방법을 다이어트 하는 사람들의 심리 상태에 접목했습니다. 그렇게 풀어낸 글을 소셜미디어에 꾸준히 쓰다 보니 어느덧 한 권의 책으로 나올 만큼의 분량이 되었습니다.

《습관 성형》을 읽어 주신 많은 독자분들이 책에 밑줄을 긋고, 포스트잇을 붙이고, 필기를 하며 읽게 된다는 이야기를 해 주셨습니다. 책이 너덜너덜해질 때까지 아낌없이 자신의 삶에 접목해 보고 적극적으로 흡수해 주신다면 저자로서는 그보다 더 흐뭇한 일이 없을 것 같습니다.

반면 《마인드 스트레칭》은 그보다 좀 더 가벼운 마음으로 읽는 책이었으면 합니다. 마음이 심란할 때, 행복해지기 위해 다이어트를 하고 있지만 어쩐지 불행하게 느껴질 때, 시름없이 책의 아무 장이나 펼쳐 읽어도 위안과 여유를 얻을 수 있는 '마음 상비약' 같은 책이길 바랍니다. 이 책의 존재 이유 자체가 당신의 마음의 무게를 조금은 홀가분하게 해 주기 위한 것이기도 하니까요.

두 번째임에도 불구하고 한 권의 책을 세상에 내보내는 일은 여전히 저에겐 부담스럽고 무거운 책임감을 느끼게 만듭니다. 혼자였다면 절대로 해낼 수 없을 일일 텐데, 스쳐갈 수도 있는 길고 짧은 소셜미디어 속 문장들을 그냥 지나치지 않고 '좋아요'를 눌러준 수많은 분들의 관심이, 책으로 나왔으면 좋겠다고 댓글 달아 주신 애정이, 이 책을 세상에 나올 수 있게 해 주었습니다. 그 마음에 보답하는 심정으로 한 자 한 자 정성과 진심을 담아 써 내려간 책《마인드 스트레칭》이, 당신이 목표 의식을 잃고 부유할 때 다시 초심을 다잡아 주고 조바심 가득했던 마음 속에 평정심을 가져다주기를 기대합니다.

마인드 스트레칭에
들어가기 전에

내 마음을 위한 스트레칭, 마인드 스트레칭

'마인드 스트레칭'이란 마음을 유연한 상태로 만들어 주는 운동을 의미한다.

'스트레칭'이란 물리적인 운동의 한 형태로 특정한 근육이나 인대를 의도적으로 늘려 관절과 근육의 유연성을 강화하여 좀 더 편안한 근육 상태를 만드는 활동을 뜻한다. 스트레칭을 하면 근육을 안정적으로 제어하고 근육이 움직일 수 있는 범위도 늘려 주기 때문에, 혈액 순환에 도움이 되며 운동 전후 부상을 예방하는 효과도 있다. 일반적으로 스트레칭은 운동 전 워밍업이나 운동 후 쿨 다운을 위한 저강도 동작으로 여겨지지만, 일부 스트레칭 동작들은 웬만한 근력 운동만큼 근지구력을 요하는 데다 상당한 운동 효과가 있다.

따라서 마인드 스트레칭을 한글로 번역하면 생각 유연성 훈련, 마음 근육 강화 훈련 정도가 될 것이다. 일반적인 스트레칭이 신체에 가하는 물리적인 행위라면, 마인드 스트레칭은 내 심리 상태를 편안하게 만들어 주는 일종의 생각 훈련법이다.

마인드 스트레칭이 필요한 순간

1. 다이어트, 학업, 업무 성과 등 성취 목표에 도달하고자 할 때

다이어트 및 건강관리 업계에서 수많은 사람들을 코칭해 오고 콘텐츠를 개발해 온 지난 7년 동안 느낀 건, 다이어트든 학업이든 취미 활동이든 '지금의 나보다 더 나은 내가 되고자 하는 바람'은 모든 사람이 기본적으로 가지고 있는 성취 욕구라는 것이었다. 다만 더 나은 내가 되기 위해 정신적인 에너지를 끌어올릴 때에도 운동을 할 때처럼 워밍업이 필요하다. 새로운 도전을 앞두고 쉽게 지치거나 좌절하지 않도록 심리적인 안정감을 만들어 줌으로써 목표 달성을 위한 실천을 지속 가능하게 만들 수 있다.

2. 제대로 된 휴식이 필요할 때

사람이 업무를 수행하는 데 있어 감당할 수 있는 긴장감의 최대치를 100이라고 했을 때, 목표 달성에 도움이 되는 이상적인 스트레스의 범위를 50에서 70 사이라고 가정해 보자. 스트레스 수치가 70을 넘어가면 번아웃[2]이 온다. 반대로 스트레스 수치가 50 아래로 떨어지면 슬럼프[3]가 찾아온다. 번아웃과 슬럼프의 증상은 서로 닮아 있다. 아무런 의욕이 없고, 쉬고만 싶고,

---

2　한 가지 일에 지나치게 몰두하던 사람이 극도로 신체적·정신적 무기력을 겪는 증세를 의미한다.
3　더 이상 의욕이 오르지 않는 상태를 의미한다.

그렇다고 쉬어도 쉰 것 같지 않은 나날이 반복된다. 특별한 신체 활동을 한 것도 아니고 충분한 수면을 취했는데 왜 이렇게 졸리고 피곤한 걸까?

내 마음이 휴식에 오롯이 몰두하는 집중력이 떨어져 있기 때문이다. 몸은 휴양지에 있어도, 마음이 다른 곳에 있으면 양질의 휴식을 즐겼다고 할 수 없다. 반대로 일상 속에서도 마음이 휴식 모드로 잘 전환될 수 있다면 어디에 있든 그곳이 휴양지가 될 수 있다. 스트레스 수치가 늘 일정할 수는 없겠지만 마인드 스트레칭을 통해 마음 훈련에 익숙해지면 적어도 이상적인 스트레스 수치 50~70 사이에서 내 컨디션을 조절하는 힘이 생길 것이다.

마인드가 경직되어 있을 때의
신체적·정신적 시그널
마인드 스트레칭을 펼쳐야 하는 순간!

✔ 일상에서 이따금씩 가위 눌리는 것처럼 푹 꺼지는 느낌이 든다.

☐ 부정적인 생각과 함께 식은땀이 난다.

☐ 심혈관계 질환이 있는 것도 아닌데 심장이 두근거리고 옥죄어 오는 것 같은 답답함이 들 때가 있다.

☐ 집중이 잘 되지 않고 주변을 신경 쓰지 못한다.

☐ 목과 어깨가 자주 결리고 뻐근하다.

☐ 매사 의욕이 나질 않고 삶의 의미를 찾을 수 없다.

☐ 문득 숨을 쉬고 있지 않다는 느낌이 든다.

☐ 일상이 무료해서 시간만 나면 휴대폰을 본다.

☐ 사소한 일에 화가 난다.

☐ 자주 멍하니 있는다.

마음을 넘어 삶으로, 마인드 스트레칭의 효과

몸과 마음은 연결되어 있다. 주눅이 들면 어깨가 축 처지고, 고개가 폭 떨구어진다. 긴장하면 식은땀이 난다. 반면 기분이 좋으면 발걸음이 가벼워진다. 실제로 내 다리의 무게가 줄어든 것도 아닌데 말이다. 이렇듯 몸과 마음은 긴밀하게 연결되어 상호 영향을 주고받는다.

그러므로 새로운 도전을 위해 러닝 트랙 위에 올라서거나 잠시 휴식을 위해 트랙에서 내려올 때에는 몸과 마음의 속도가 서로 연동되어 있어야 한다. 그렇지 않으면 마음만 앞서가다 몸이 다치거나 몸은 쉬고 있어도 마음이 쉬지 못하는 삶이 반복될 수 있기 때문이다.

마인드 스트레칭은 내 몸의 속도와 마음의 속도를 똑같이 맞추어 주는 훈련이다. 이 훈련을 통해 몸과 마음이 균형을 이룸으로써 열심히 달려야 하는 때와 마음껏 쉬어야 하는 타이밍을 잘 알게 된다. 다이어트하는 사람들은 마인드 스트레칭을 통해 내 몸과 건강한 관계를 맺으며 즐겁게 다이어트를 할 수 있다. 휴식이 필요한 사람들은 마인드 스트레칭을 통해 온전히 나에게 집중하는 시간을 가질 수 있다. 일상생활에서 스트레스를 받는 사람들은 마인드 스트레칭을 통해 나뿐만 아니라 타인과의 관계까지 건강해질 수 있다.

삶을 대하는 나의 경직된 태도가 말랑말랑해질 수 있도록 온도를 높여 주고, 일상 속에서 상처를 받더라도 금방 회복할 수 있도록 나의 몸과 마음의 탄력성을 높여 주고, 새로운 환경에서 유연하게 대처할 수 있는 마음과 변화 앞에 위기 관리 능력을 길러 주는 것이 바로 마인드 스트레칭의 효과다.

마인드 스트레칭을 위한 5단계 훈련법

마인드 스트레칭 방법은 날숨, 들숨, 이완, 수축, 확장 이렇게 5개의 장으로 나누어져 있다. 몸을 스트레칭할 때 내 호흡에 집중하고 근육의 신전과 굴곡, 이완과 수축을 반복하며 몸을 풀어 주듯이 마인드 스트레칭 또한 같은 원리로 접근한다.

우선 내쉬는 숨에 내 머릿속에 채워져 있던 경직된 생각들을 내려놓는 것이 가장 첫 번째 순서다. "먼 길을 가려면 발에 붙은 돌멩이부터 털고 가라."는 말처럼 마인드 스트레칭을 시도하기 전에 마음을 어지럽히는 생각을 비우는 연습을 첫 번째 장인 '날숨'에서 시도해 볼 것이다.

그 빈자리에 마인드 스트레칭을 위한 관점과 태도를 채우는 일이 두 번째 순서인 '들숨'이다. 요가 수업에 참여해 본 사람이라면 "갈비뼈 마디마디가 벌어지는 것을 느끼며 숨을 크게 들이쉬어라."라는 멘트를 들어 본 적이 있을 것이다. 신선한 한 줌의 공기를 흠뻑 들이켜 새로운 에너지를 얻듯, 마시는 숨에 좋은 기운과 생각을 온전히 내 것으로 만드는 작업이다.

'날숨'과 '들숨'을 통해 마인드 스트레칭 준비 단계를 마치면, 세 번째 순서인 '이완'과 네 번째 순서인 '수축'에서 실전 단계에 해당하는 마음 훈련법을 연습해 보자. '이완'에서는 내가 가지고 있던 고정관념이나 편견을 버리고, 생각의 유연성을 높이는 훈련을 하게 된다. 언제나 빠른 템포로 흘러가던 마음 상태를 휴식 상태로 전환하는 데에 도움이 될 수 있는 방법들도 담았다. '수축'에서는 생각의 근력을 길러주는 데 유용한 팁을 소개한다. 근육은 수축하면서 폭발적인 힘을 낸다. 일상을 살아가면서 큰 정신력을 내야 하는 순간들, 크고 작은 도전의 순간뿐 아니라 나 자신을 단단하게 지켜 줄 수 있는 마음의 힘을 기를 수 있다.

마지막 순서인 '확장'에서는 나의 삶을 넘어서 내 주변을 둘러싼 인간관계, 사회, 환경까지 마인드 스트레칭의 방식을 적용해 보는 연습을 다룬다. 인간은 홀로 살아갈 수 없으며 타인과 부대끼는 과정 속에서 나를 발견한다. 많은 책들이 자존감을 이야기하지만 자존감만큼이나 '존재감' 또한 중요한 이유다. 날숨과 들숨, 이완과 수축 편에서 연습한 마인드 스트레칭이 나와 맺어진 관계부터 내가 속한 사회에서 내 존재의 의미 및 역할에까지 적용된다면 보다 지속 가능한 건강한 마인드 훈련으로 이어질 것이다.

오늘의 나, 지금, 완벽해!

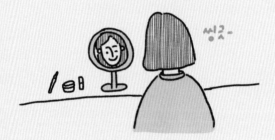

씽긋-

차 례

마인드 스트레칭 1단계	날숨
내쉬는 숨에 마음을 경직시키는 생각 비우기	

마인드 스트레칭 2단계	들숨
마시는 숨에 마인드 스트레칭에 필요한 생각 채워 넣기	

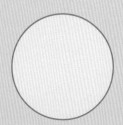

마인드 스트레칭 3단계	이완
생각 유연성을 길러 주는 마인드 스트레칭 훈련하기	

마인드 스트레칭 4단계	수축

생각 근력을 길러 주는 마인드 스트레칭 훈련하기

마인드 스트레칭 5단계	확장
다이어트를 넘어 내 삶 전반으로 마인드 스트레칭 적용하기	

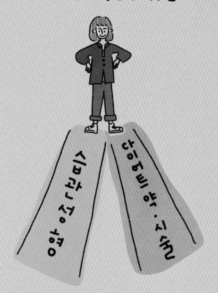
CHOICE YOURSELF

마인드 스트레칭 1단계

날숨

내 쉬 는 숨 에 마 음 을
경 직 시 키 는 생 각 비 우 기

내쉬는 숨에 내 머릿속에 채워져 있던
경직된 생각들을 내려놓는 것이 가장 첫 번째 순서다.

자책감 내보내기

"소중한 순간들을 자책이라는 감정에 내어주지 말고
더 나은 나로 성장하기 위한 한 발짝을 내디뎌요."

'아, 오늘도 많이 먹어 버렸네.'
'난 진짜 못난 것 같아.'
'왜 나는 운동 하나 꾸준히 못 하지.'

다이어트를 하다 보면, 아니 살다 보면 내가 한없이 한심하게
느껴져 자책하게 될 때가 있다. 그런데 자책에 빠지는 상황을
잘 관찰해 보면 '내가 무언가(다이어트, 운동, 취업, 업무 등)를
잘해야 한다'는 부담감과 동시에 '하기 싫다'라는 마음이 서로
줄다리기하고 있는 경우가 많다.

잘하고 싶은 마음과 무기력한 마음이 서로 충돌하면 '그때 내
가 그 순간만 참았어도 폭식은 안 했을 텐데.' 또는 '내가 그때
누워 있지 말고 운동이나 하는 건데.'라면서 내가 그때 하지 말

았어야 했던 일 혹은 했어야 했던 행동들을 곱씹고 후회한다. 그리고 후회하는 나를 비난하면서 다시 무기력해지는 함정에 빠지게 된다.

이렇게 후회와 자기 비난으로 끝나 버리는 자책은 나에게 무력감과 패배감만 안겨줄 뿐, 어떠한 발전도 없이 똑같은 실수만 낳게 만든다.

그런데 자책自責이라는 단어의 뜻을 살펴보면 '마땅한 일을 해야 하는 의무'를 뜻하는 책임責任과 비슷한 의미를 갖는다. 즉, 자책이란 마땅한 일을 하도록 자기에게 책임을 돌리는 행동인 것이다.

물론 속상하고 후회되는 마음은 어쩔 수 없다. 하지만 진정한 책임이란 자기 비난과 후회에서 끝나지 않고 '어떻게 하면 더 나아질 수 있을지' 능동적으로 고민해 그다음 해결책을 세우는 일이다.

만약 내가 '어떤 행동을 해서' 또는 '하지 않아서' 자책하게 된다면 이 문장을 붙여 보자.

'오늘도 많이 먹어 버렸네.'
+ 어떻게 해야 다음엔 과식하지 않을까?

'오늘도 귀찮아서 운동을 못 했어.'

+ 지금이라도 뭘 할 수 없을까?

'그때 내가 잘 대처하지 못한 게 후회돼.'

+ 앞으로는 어떻게 하는 게 나에게 더 좋을까?

불안감 내보내기

"걱정아, 일이 일어나면 그때 걱정하자."

"다이어트를 할수록 자꾸 불안한 마음이 커져요."
"열심히 했는데 살이 안 빠지면 어떡하죠?"
"왠지 모를 불안감 때문에 다이어트에 집중이 안 돼요."

유지어터 8년차인 나도 다이어트를 하다 보면 이유 없이 조급해지고 아직 일어나지 않을 일에 대한 불안한 마음이 들 때가 있다.

불안이란 우리의 마음이 현재가 아닌 미래에 집중했을 때 생기는 감정이다. 그러나 불안이 무조건 없애야 할 감정은 아니다. 우리는 미래를 대비할 수 있도록 도와주는 유용한 감정으로써 '불안'을 '잘' 받아들일 필요가 있다.

안전한 주거지 없이 매일 밤 맹수로부터 스스로를 보호해야 하는 원시 시대 인간에게 '불안'은 곧 나와 가족을 지키는 생존 본능이자 능력이었다. 그렇기 때문에 다음번에 또 다시 불안한 감정이 생기면 그에 휩쓸리지 말고 '앞으로의 일에 대비하려는 신호구나.' 또는 '미래의 고통을 피하고자 하는 방어 체제가 잘 작동하고 있구나.'라고 생각해 보자. 마음이 훨씬 가벼워진다.

불안이란 구체적인 형태도 시점도 없어서 몇 가지 마인드 스트레칭 방법만으로 쉽게 관리할 수 있는 감정이다. 어느 날 갑자기 마음이 편치 않고 불안한 마음이 들 때 대처할 수 있는 몇 가지 행동으로 불안은 쉽게 녹아 사라질 것이다.

내가 가장 유용하게 사용한 심리 기법이다. 장소에 상관없이 쉽게 따라할 수 있으니 가볍게 시도해 보자.

 팔을 쓸어내린다.

☐ 가볍게 기지개를 켜고 산책을 하거나 찬바람을 쐰다.

☐ 온몸에 힘을 빼고 심호흡을 10회 한다.

☐ 나를 불안하게 하는 요소를 찾아 제거하거나 줄일 수 있는 방안을 노트에 적고 읽어 본다.

☐ 지금 불안해하는 일이 최악의 상황으로 치달았을 때를 상상해 보고 예상보다 별거 아님을 깨닫는다.

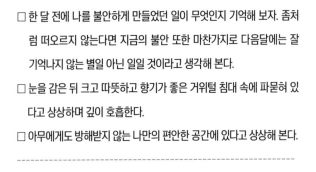

□ 한 달 전에 나를 불안하게 만들었던 일이 무엇인지 기억해 보자. 좀처럼 떠오르지 않는다면 지금의 불안 또한 마찬가지로 다음달에는 잘 기억나지 않는 별일 아닌 일일 것이라고 생각해 본다.

□ 눈을 감은 뒤 크고 따뜻하고 향기가 좋은 거위털 침대 속에 파묻혀 있다고 상상하며 깊이 호흡한다.

□ 아무에게도 방해받지 않는 나만의 편안한 공간에 있다고 상상해 본다.

핵심은 '불안'이란 감정을 흘려보내고 현재에 집중할 수 있는 단서들을 계속해서 인지하는 것이다. 위의 행동을 했는데도 불안하고 걱정이 떠나지 않는다면 "걱정아, 일이 일어나면 그때 걱정하자."라고 분명하게 말해 주자. 이를 수차례 반복하면 아무리 강력한 불안감이라도 제힘을 잃어버린다.

그럼에도 불구하고 불안한 생각이 자꾸 고개를 들면 그 생각에게 "나중에!"라고 단호하게 말하면 된다.

물론 한번에 불안함이 달아나진 않을 것이다. 하지만 꾸준히 훈련하다 보면 점점 현재에 집중하게 되고, 불안감이 찾아오더라도 의연하게 대처할 수 있게 될 것이다.

외모 콤플렉스 내보내기

"흠이 될 수 있는 부분을 부끄러워하고 숨기면 진짜 콤플렉스가 되고, 드러내고 당당히 보여 주면 매력이 돼요."

10대 때 나는 콤플렉스가 참 많은 아이였다. 사진 찍을 때는 늘 동그랗고 통통한 볼살을 손으로 가렸고, 두꺼운 하체가 부끄러워 언제나 긴 옷으로 엉덩이를 덮었고, 까무잡잡한 피부는 항상 화장으로 가리곤 했다.

그러던 내가 20대가 되고 외국의 이곳저곳을 다니며 넓은 세상의 수많은 매력을 보게 되었다. 헬스장에서 만난 보석처럼 빛나는 피부를 가진 흑인 여자, 아침 조깅을 하는 다부진 팔과 어깨를 가진 중년의 아주머니, 웃는 게 너무 사랑스러웠던 주근깨 소녀.

내가 만난 여성들은 충격적일 만큼 가지각색의 매력을 가지고 있었다. 더 정확히 말하면, 그녀들은 남들이 콤플렉스라고 규정하는 것들을 신경 쓰지 않았고 오히려 전혀 개의치 않는 듯이 당당해 보였다.

그때야 나는 깨달았다. 콤플렉스와 매력은 동전의 양면이라는 것을. 내 모습 중 흠이 될 수 있는 부분을 부끄러워 하고 가리면 진짜 콤플렉스가 되고, 드러내고 당당히 보여 주면 매력이 된다. 내가 만난 매력적인 사람들의 공통점을 곰곰이 생각해 보면 그들이 가진 아름다움은 내가 흉내낼 수도 없고, 돈을 주고 소비할 수도 없는 것이었다. 왜냐하면 그 사람의 매력은 '오로지 그 사람이어서' 가질 수 있는 세상에서 하나뿐인 것이었으니까.

이 경험은 '세상에는 헤아리기 힘들 만큼 다양한 아름다움이 존재하기 때문에 굳이 다른 사람의 모습이 되려고 애쓰지 않아도 된다.'는 사실과 동시에 '그렇다면 나만의 매력은 뭘까?'를 고민하고 계발하는 계기를 만들어 주었다.

매력은 다름 그리고 자연스러움에서 시작된다. SNS 세상 속의 화려해 보이는 사람들을 부러워하며 쫓아가기보다, 남과 다른 나만의 매력을 찾아 나만의 아름다움을 꽃 피울 수 있는 당신 이었으면 좋겠다.

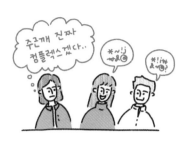

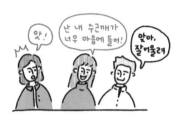

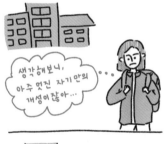

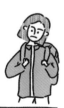

남의 정의에 끌려가면 콤플렉스,
내가 정의하면 매력

"누군가가 내 신체에 대해 정의하게끔
내버려두지 마세요."

어렸을 적 나는 튼실한 하체만큼이나 뾰족한 어깨가 콤플렉스였다. 나만의 미의 기준이나 자아가 형성되지 않은 어린 마음에 "넌 어깨가 넓어서 이런 옷 입으면 안 된다."나 "덩치가 있어서 남자 같다." 같은, 누군가가 흘려 한 말들이 스스로를 정의하는 데에 지대한 영향을 미쳤다.

그래서 사춘기 때는 어깨가 좁아 보이게 하려고 늘 구부정하게 있다가 자세도 나빠지고, 사진이라도 찍힐 때면 어깨가 넓게 나왔는지부터 확인하고, 길거리에서 누가 나를 쳐다보면 '혹시 내 어깨를 본 건가?'라는 생각을 할 정도로 콤플렉스에 절절 매며, 오랜 시간 동안 외모 스트레스에 시달렸다.

하루는 오랜 친구들과 콤플렉스에 대해 이야기를 나누게 되었다. 그런데 그때 한 친구가 "나는 어깨가 너무 좁고 동그란 게 콤플렉스여서 학교 다닐 때 직각 어깨인 네가 늘 부러웠어."라고 말했다. 나의 넓고 뾰족한 어깨가 누군가에게는 갖고 싶은 어깨였다는 사실에 한 번 놀라고, 지금까지 단 한 번도 그 친구의 어깨가 좁다고 생각해 본 적이 없어서 두 번 놀랄 수밖에 없었다.

콤플렉스라는 것은 지극히 주관적인 것이고, 대부분의 사람들은 나에게 큰 관심이 없다는 사실을 깨닫고 나서 콤플렉스로부터 조금 자유로워질 수 있었다.

이제는 스스로 아름다움에 대한 기준도 생기고, 자존감도 성장하면서, 어렸을 때는 콤플렉스라고 생각했던 부분을 예쁘게 봐 주는 사람들도 있다는 사실을 잘 안다. 또 남이 예쁘게 봐 주지 않으면 어떤가. 때로 콤플렉스는 내가 더 좋은 사람이 되도록 도와주는 건강한 동기가 되어 주기도 하고, 사회적인 미의 기준이 바뀌면서 콤플렉스라고 생각했던 부분이 오히려 매력이 되기도 한다.

대부분의 '외모 콤플렉스'는 남들이 툭 던진 말들 때문에 생겨난다. 그런데 나에 대해 잘 알지도 못하는 누군가의 말에 의해서 누구보다 소중한 내 몸의 일부를 예쁨 또는 못남으로 규정하고, 누구보다 내 편이 되어 주어야 하는 나 자신이 나를 부정하는 건 정말 허무하고 불필요한 일이 아닌가.

타인이 내 신체에 대해 정의하게 내버려두지 말자. 그런 걸로 마음 상할 필요도 없다. 설령 살면서 생김새에 대한 평가 혹은 비난을 듣는 순간이 생기더라도 적어도 나만큼은 든든한 '내 몸의 편'이 되어 주자.

조급함 내보내기

"만약 10년 전의 나를 우연히 만난다면 당신은
어떤 얘기를 해 줄 건가요?"

만약 10년 전의 나 자신을 길에서 우연히 만난다면 무슨 얘기를 해 주고 싶은가?

"지금도 충분히 예쁘다. 넌 소중하다."
"다른 사람들과 비교하지 마라."
"조급해하지 않아도 괜찮다."

반대로 10년 후의 내가 미래에 대해 불안해하고 조급해하는 '현재의 나'를 만난다면? 아마 10살이나 어린 나에게 모진 말을 할 사람은 많지 않을 것이다. 조급함이 불쑥불쑥 올라올 때는 좁아진 시야를 넓히거나, 현재의 나로부터 적정 거리를 두고 나를 바라보는 것도 좋은 방법이다. 자, 지금 당장 타임머신을 타고 10년 후로 날아가 지금의 나에게 어떤 말을 해 주고 싶은가?

"집을 지을 때 못 하나 잘못 박았다고 건물 자체를 허물어뜨리지 않듯이, 다이어트를 하다 무너지고 하물며 실패했다 할지라도 그동안의 시도와 경험은 분명 우리 몸이 기억해 줄 테니까 씩씩하게 해 나가요."

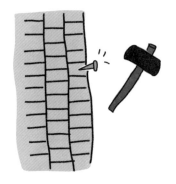

한번의 잘못된 못질로
집 전체를 허물 필요는 없다

마인드 스트레칭

"지금의 내 모습이 부족해 보이고, 마음에 들지 않아도 괜찮아요. 불완전함과 완전함 사이에서 균형 잡기를 반복하며 우리는 어제보다 오늘 더 목표에 가까워졌을 테니까요."

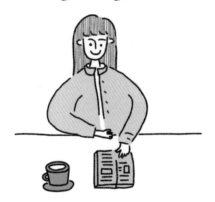

인생지사 새옹지마, 양가 감정 정리법

"마음이 힘들 땐
무조건 나를 설득하거나 자책하기보다
양가 감정 정리법으로 내 마음을 들여다보는
시간을 가져 보세요."

새옹지마. 좋은 일이 알고 보니 나쁜 일이 되기도 하고, 나쁜 일이 시간이 지나니 좋은 결과로 이어지기도 한다는 말이다. 당장 눈앞에 일어나는 결과에 너무 연연하지 말라는 가르침을 주는데 다이어트를 할 때에도 이 '새옹지마'의 이치를 활용할 수 있다. '양가 감정'을 활용한 생각 정리법이 바로 그것이다.

'양가 감정'이란 두 가지의 모순된 마음이 공존하는 상태를 말한다. 다이어트를 할 때에도 마치 애증의 감정처럼 다이어트를 하고 싶은데 동시에 하기 싫은 순간이 분명 있다.
그럴 땐 다이어트를 계속했을 때와 계속하지 않았을 때 각각의 좋은 점과 나쁜 점을 정리해 보는 게 도움이 된다. 정리는 머릿속으로만 하는 게 아니라 펜으로 종이 위에 직접 써 보는 것이 효과적이다. 머릿속의 생각은 형태가 없지만, 종이 위에 글로 적게 되면 형태가 생김으로써 생각을 더 선명하게 정리할 수 있기 때문이다.

좋은 점과 나쁜 점을 조목조목 따지다 보면 내가 어떤 선택을 하는 것이 나에게 더 좋은지 이성적으로 판단할 수 있게 된다.

먹고 싶은 음식을 먹으면서 내 몸에 만족할 것인가 아니면 조금 힘들더라도 다이어트를 지속할 것인가는 개인의 선택일 뿐 정답은 없다. 혹시 지금 슬럼프에 빠져 마음이 힘들다면 무조건 '다이어트를 하자.'고 나를 설득하거나 '왜 자꾸 실패하는 거야.'라고 자책하기보다 양가 감정 정리법으로 찬찬히 내 마음을 들여다보자.

다이어트 양가감정

	다이어트를 하는 것	다이어트를 하지 않는 것
좋은 점	· 살과 부기가 빠져 보기 좋다. · 사이즈가 줄어들고 원하는 옷을 살 수 있다. · 뭐든 할 수 있을 것 같은 자신감이 생긴다. · 다른 사람들에게 긍정적인 피드백을 받는다. · 부지런해지고 긍정적인 에너지가 생긴다.	· 먹고 싶은 걸 다 먹을 수 있다. · 운동을 하지 않아 몸이 편하다. · 먹고 싶은 걸 다 먹으니 변비가 없다. · 체중계 스트레스를 잊을 수 있다.
나쁜 점	· 먹고 싶은 것을 먹지 못해 괴롭다. · 다른 사람들이 먹는 걸 못 먹으니 서럽다. · 운동이 너무 귀찮고 힘들다. · 면역력이 떨어져 몸이 아플 때가 생긴다. · 변비가 생겨 괴롭다.	· 다이어트를 해야 한다는 생각이 맴돌아 괴롭다. · 옷 사기가 싫다. · 다른 사람들 앞에 나서기가 싫다. · 다른 사람의 살 빼라는 말에 위축된다. · 자극적인 음식들로 배가 아프다.

비합리적 신념 내보내기

> "근육이 유연한 사람이 스트레칭을 잘할 수 있듯이,
> 마인드 스트레칭을 시작하기 전에 경직된 생각을
> 말랑말랑 유연하게 만들어 주세요."

'또 과자를 먹어 버렸네. 오늘은 망했다.'
'아직도 멀었어. 더 빼야 해.'
'난 의지박약이라서 못 해. 지난번에도 실패했었어.'

어디서 많이 들어 본 익숙한 이야기인가? 혹시 나 자신에게 자주 되뇌던 말은 아닌가?

만약 그렇다면 당신은 다이어트를 하는 사람들이 흔히 저지르는 '비합리적 신념'의 수렁에 빠져 있는 것인지도 모른다. 비합리적인 신념이란 내가 처한 상황을 이성적으로 보지 못하고 지나치게 부정적이거나 패배적으로 반응하도록 만드는 '경직되어 융통성 없는 사고방식'을 뜻한다. 이런 사고로 다이어트를 하면 끊임없이 나를 부정하며 만족하지 못하기 때문에 다이어트 과정을 즐기지 못하고 결국은 중도에 포기하게 된다.

근육이 유연한 사람이 스트레칭을 잘할 수 있듯이, 마인드 스트레칭을 시작하기 전에 경직된 생각을 말랑말랑 유연하게 만들어 줄 필요가 있다. 하지만 너무 걱정하지 않아도 된다. 내가 가진 비합리적인 사고가 무엇인지 인지하고 생각의 문법을 조금만 바꿔 주는 것만으로도 비합리적 사고에서 쉽게 벗어날 수 있으니 말이다. 다이어트 중에 저지르기 쉬운 비합리적인 사고의 유형과 이에 대처하는 방법을 소개한다.

1. 완벽주의

'오늘 하루 계획을 완벽하게 못 지켰네. 망했어!'

완벽하지 않으면 전체를 부정해 버리는 사고는 이렇게 바꿔 보자.

'두 개 빼곤 다 실천했네. 나 자신 칭찬해!'

2. 흑백논리

'샐러드는 좋은 음식이고, 케이크는 나쁜 음식이야. 살 안 찌는 음식만 먹어야 살을 뺄 수 있어.'

모 아니면 도라는 식으로 문제를 양극화해서 중간 입장을 허용하지 않는 사고방식은 이렇게 대처하자.

'세상에 나쁜 음식은 없어. 적당한 양이 있을 뿐이야.'

3. 무조건 해야 한다는 강박

'6시 이후로 무조건 금식. 밀가루는 절대 안 돼.'

나 자신에게 무조건 강요하는 것은 마음에 족쇄를 채우고 경직

되게 만든다. 이 문법은 이렇게 바꿔 보자.

'잠들기 4시간 전엔 금식하고 싶어. 그래야 속이 편하니까. 내 몸을 위해서 밀가루 음식은 피할래!'

4. 잘못된 고정관념

'살찐 내 모습은 가치 없어. 살이 빠져야 행복할 거야.'

근거 없는 잘못된 가치관을 무비판적으로 수용할 때 발생하는 편협한 사고방식은 이렇게 바꿔 보자.

'다이어트에 성공해서 예쁜 옷을 맘껏 입으면 분명 행복하겠지만 그렇다고 지금이 불행한 건 아냐. 살이 쪘어도 지금 이 순간은 다시 돌아오지 않는 아름다운 인생의 한 부분이야.'

5. 잘한 점은 축소하고 못한 점은 확대하기

'나 정도는 부지런한 것도 아냐. 이 정도는 남들도 다 하는 거지.'

실제와 다르게 스스로에게 야박한 평가를 주는 생각은 이렇게 바꿔 보자.

'내가 생각해도 나 정도면 참 괜찮아!'

6. 과잉 일반화

'어차피 거절당하겠지. 살을 빼도 내가 좋아하는 사람은 날 좋아하지 않을 거야.'

몇 번의 부정적 경험에만 근거해 속단하는 습관이 있다면 이렇게 마음을 바꿔 보자.

'결과는 알 수 없지만 내가 스스로를 아끼고 가꾸면 언젠가 내 매력을 알아봐 주는 사람들도 생길 거야.'

7. 낙인찍기

'난 실패자야. 이럴 줄 알았다. 나는 늘 입으로만 다이어트 해.'
누구나 할 수 있는 실수인데 유독 나 자신에게 부정적인 낙인을 찍는 태도는 가능성을 품은 말로 바꿔 보자.
'이번엔 이렇게 실수했지만 다음번엔 다르게 할 수 있어. 나는 매일 더 나은 사람이 될 수 있으니까.'

이렇게 비합리적인 사고가 마음 속에서 기어나올 때마다 새로운 문장으로 마음의 문법을 바꾸는 연습을 하다 보면 마음이 훨씬 유연해지는 걸 느낄 수 있을 것이다.

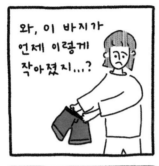

와, 이 바지가 언제 이렇게 작아졌지...?

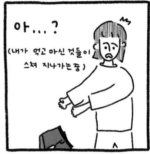

아...?

(내가 먹고 마신 것들이 스쳐 지나가는 중)

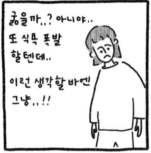

굶을까..? 아니야.. 또 식욕 폭발 할텐데..

이런 생각할 바엔 그냥..!!

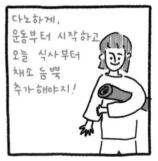

다노하게, 운동부터 시작하고 오늘 식사부터 채소 듬뿍 추가해야지!

비교하는 마음 내보내기

"'비'참해지거나 '교'만해지거나 둘 중 하나."

남과 '비교'하는 행위는 '비'참해지거나 '교'만해지거나 둘 중 하나의 결과를 낳는다.

내가 누군가보다 잘나면 자만하게 되고, 내가 누군가보다 못나면 비참해지는 게 비교의 속성이자 비교에서 얻을 수 있는 전부다.

나도 어떤 날에는 나의 못난 부분만 확대돼서 보이는 날이 있다. 하지만 그럴 때일수록 '마이웨이 버튼'을 누르고 내가 할 수 있는 작은 것부터 차근차근 해 나가면 또 언제 그랬냐는 듯 비교하는 마음이 사라지기도 한다.

건강한 '비교'란 최상의 버전의 나와 현재의 나를 비교하는 것, 그리고 어제의 나와 오늘의 나를 비교하며 매일 더 나은 내가 되는 것을 목표로 두는 것이다.

행복 거식증 내보내기

> "결승점에서 기다리고 있을지도 모를
> 막연한 행복만 기대하느라,
> 달리는 길 위에서 소소하게 챙길 수 있는
> 행복을 놓치지 마세요."

거식증이란 불안하거나 강박적인 정서로 인해 오랜 기간 동안 음식 섭취를 거부하는 섭식장애의 한 종류이다. 그런데 다이어트를 하다 보면 행복하기를 거부하고 행복을 유보하는 '행복 거식증'이 찾아오기도 한다.

'난 뚱뚱하니까 맛있는 걸 먹을 자격이 없어.'
'지금은 어차피 예쁘지 않으니까 아무거나 대충 입자. 살 빼고 나면 예쁜 옷 사야지.'
'친구들을 만나고 싶지만 살 찌는 음식을 먹게 될 거야. 인간관계는 살 빼고 나서 쌓자.'

하루라도 더 행복해지기 위해, 건강하게 살기 위해 시작한 다이어트인데 아이러니하게도 그 과정에서 좋아하는 사람과 나누는 따뜻한 밥 한 그릇, 예쁜 옷, 기분 좋은 포만감 같은 소소한 행복은 온데간데없이 사라진다.

다이어트를 하든 하지 않든, 인생을 살아가는 데 있어 어느 정도의 불만족과 절제는 새로운 도전을 이어나가는 건강한 동력이 되어 준다. 내 몸을 건강한 상태로 유지하고 싶다는 적당한 긴장감은 내 몸에 들어가는 음식, 내가 하는 행동을 더욱 신중하게 고를 수 있게 해 주고, 나를 컨트롤할 수 있도록 하기 때문이다.

하지만 이런 긴장감이 과해지면 필요 이상으로 불안하고, 필요 이상으로 절제하고 있는 상태인데도 스스로는 다이어트를 잘하고 있다고 믿게 된다. 그래서 조금이라도 내 몸이 편하거나 정신적으로 행복하면 '내가 다이어트를 잘못하고 있다.'는 생각에 다시 스스로를 채찍질하는 엄격한 사람이 되어 버리는 것이다.

거식증에 걸린 사람이 음식을 거부하는 것처럼 행복 거식증에 걸리면 큰 행복이 찾아와도 그것이 행복인 줄 모르고 그냥 지나치고, 어딘가 존재할 것이라고 믿는 미래의 커다란 행복을 위해 다시 절제와 불안의 세계로 들어가 버린다.

물론 모든 긴장을 다 내려놓고, 먹고 싶은 것 다 먹고 늘어져도 괜찮다는 뜻은 아니다. 하지만 다이어트는 내 삶을 더 건강하고 행복하게 만드는 도구일 뿐 전부가 될 수 없다.

혹시 지금 '나는 더 열심히 달려야 한다.'고 채찍질하면서 내게 다가오는 소소한 행복들을 불편해하고 있지는 않은가? 다이어트가 인생의 전부인 것처럼 스스로를 몰아붙이느라 지금 내 주변에 있는 행복을 놓치고 있진 않은가?

결승점에서 기다리고 있을지도 모를 막연한 행복만 기대하느라, 달리는 길 위에서 소소하게 느낄 수 있는 행복을 놓치지 말자.

내 마음의 어두운 면 인정하기

"결핍감을 못 느끼는 게 행복이 아니라,
결핍감을 극복하는 방법을 깨닫는 것이 행복."

다이어트는 지금까지 살아왔던 방식과 다른 새로운 방식에 도전하는 일이다. 모든 도전의 공통점은 평소 해 오던 방식에 안주하고 싶은 마음, 새로운 시도를 실패할까 봐 생기는 불안한 마음을 이겨내야 한다는 것이다.

실패가 두려워질 때는 이렇게 생각해 보자. 늘 좋은 상태에서 잘 해내기만 하는 것이 행복이 아니라 실패에 대한 좌절감에서 빠져나오는 게 행복이고, 결핍감을 못 느끼는 게 행복이 아니라 결핍감을 극복하는 방법을 깨닫는 것이 행복이라고 말이다.

경험의 폭이 크면 클수록 내 삶은 다채롭고 풍요로워지고, 이 시기 또한 나의 틀을 깨고 더 나은 버전의 나로 성장하는 과정이 될 것이다.

후회되는 하루를 정리하는 법

"우리의 타고난 얼굴보다 살아온 얼굴이 더 아름
다워질 수 있도록, 내일은 아름다운 선택을 하고
건강한 습관을 만드는 데 더 노력하기로 해요."

다이어트를 하다 보면 후회되고 아쉬운 날도 있다. 그날이 오늘
이었다 해도 괜찮다. 매일 아침마다 선물처럼 새로운 하루가 시
작되니 말이다. 오늘 폭식했더라도, 운동을 안 했더라도, 계획
이 무너졌더라도, 새롭게 시작되는 내일은 최선의 선택을 하고
오늘보다 더 나은 하루를 살면 된다.

타고난 모습도 중요하지만 살아가면서 자주 짓는 표정과 자주
하는 생각, 반복적인 사소한 습관들이 모여서 현재의 내 모습
을 만든다. 그렇기에 오늘은 조금 아쉬운 하루였더라도 내일은
다를 수 있다.

우리의 타고난 얼굴보다 살아온 얼굴이 더 아름다워질 수 있도
록, 내일은 아름다운 선택을 하고 건강한 습관을 만드는 당신이

었으면 좋겠다.

기록을 통해
오늘의 나를 돌아보고,
더 나은 내일을 만들기 위해
노력하는 연습

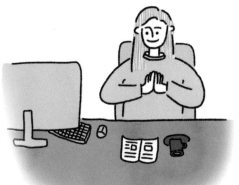

마인드 스트레칭

건강식 강박증 내보내기

> "진정한 잇클린Eat Clean이란 내 몸과 마음을
> 즐겁고 건강하게 하는 음식들을 연구하고,
> 그 선택지를 늘려 나가는 일이에요."

다이어트를 하다가 '건강한 음식을 먹어야 한다.'는 강박이 과도해져서, 극심한 스트레스를 받은 적이 있다면 아래 식단 강박 테스트를 해 보자.

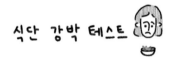

식단 강박 테스트

☑️ 건강한 음식을 먹기 위해 하루 3시간 이상 투자한다.

☐ 계획한 대로 먹어야 스스로 잘 관리했다는 생각이 든다.

☐ 다음날 먹을 음식을 전날 미리 계획하는 편이다.

☐ 식사를 제대로 챙겨야 한다는 생각에 다른 중요 우선순위가 밀린다.

☐ 자신에게 점점 엄격해지는 기분이 든다.

□ 건강한 음식을 잘 챙겨 먹으면 자신감 혹은 자존감이 높아진다.

□ 자신의 식사 방식을 따르지 않는 사람들이 불편해진다.

□ 건강하게 먹기 위해 과거에 즐기던 음식을 먹지 않는다.

□ 식사 습관을 고수하기 위해 외식을 꺼리고, 가족·친구들에게 거리를
둔 적이 있다.

□ 식습관을 어기면 죄의식이나 자기혐오를 느낄 때가 있다.

오소렉시아 너보사Orthorexia nervosa란 건강한 식습관에 대한 과도한 강박관념 또는 편집증을 뜻한다. 나도 한때 건강한 식단에 대한 강박이 심해져서 건강하지 못한 음식 근처에는 가지도 않으려 하고 냄새도 맡기 싫어했던 적이 있다. (심지어 건강하지 않은 음식을 권하는 사람마저 싫어하게 된다.)

물론 건강한 식습관을 위해 가공식품 섭취를 줄이고, 소금과 설탕 섭취를 줄이고, 통곡물을 택하고, 술을 줄이는 것은 좋다. 하지만 가공식품을 절대 금하고 무염·무당만 고집하거나 특별한 알레르기 반응이 없는데도 글루텐Gluten을 무조건 제한하거나 술을 피하기 위해 사회생활까지 포기하는 것은 심리적 강박을 만든다.

어떤 것이든 과유불급이다. 과하면 좋지 않다. 진정한 잇클린Eat Clean이란 다이어트 음식이 아닌 것은 먹으면 안 된다고 규정하

고 식단에서 영원히 지워 버리는 것이 아니라, 내 몸과 마음을 즐겁고 건강하게 하는 음식들을 연구하고 그 선택지를 늘려 나가는 일이라고 생각해 보자.

첫째, 특정 식품/식단이 우수하다는 신뢰할 만한 근거를 제시하는가? 둘째, 현실적인 방법을 제안하고 있는가? 셋째, 나에게 행복을 줄 수 있는가? 넷째, 평생 지속할 수 있는 방법인가?

다놀로지Danology라고 불리는 위 네 가지 기준은 세상의 많은 건강 정보 중 어느 한 쪽에 치우치지 않고 평생 지속 가능하고 건강한 식단을 찾아갈 수 있는 좋은 나침반이 되어 줄 것이다.

DANOLOGY

건강한 다이어트를 판가름하는
다노한 사고 기준

01. 신뢰성

믿을 수 있는 정보 (또는 제품) 인가?

02. 현실성

실천 가능한 상황인가?

03. 행복추구성

즐길 수 있는가?

04. 지속가능성

평생 할 수 있는 방법인가?

마인드 스트레칭

다노한 믿음

1. 행복은 체중계 위 숫자에서
   나오는 것이 아니라,
   스스로 일궈낸 당당한 몸과
   남의 시선에서 자유로운 마인드에서 나온다.

2. 누구나 고유의 아름다움을 갖고 태어나며,
   언제든지 노력으로 그것을 발전 시킬수 있다

3. 땀 흘려 얻어진 것은 우리를
   쉽게 배신하지 않는다.

4. 다노를 만나는 순간 누구든,
   어떻게 살아왔든, 더 건강하고,
   아름답고, 자유로워 질 수 있다.

5. 오늘, 당신은 어제보다
   더 나은 사람이 될 수 있다.

마인드 스트레칭 2단계

들숨

마시는 숨에 마인드 스트레칭에 필요한 생각 채워 넣기

신선한 한 줌의 공기를 흠뻑 들이켜 새로운 에너지를 얻듯, 마시는 숨과 함께 좋은 기운과 생각을 온전히 내 것으로 만들어 보자.

자존감 들이마시기

“나의 해석이나 추측은 접어두고 상황이나 관계를 액면 그대로 바라봐 주세요.”

'나는 그 누구에게도 사랑받지 못할 거야.'
'나에게 잘해 주는 건 그냥 그 사람이 착해서야.'
'진짜 내 모습을 알게 되면 날 떠나고 말 거야.'

자존감이 떨어지면 나타나는 첫 번째 증상은 자신이 '소중하고 존귀한 존재'라는 것을 망각하는 것이다.
누군가 다가와 아무리 애정과 신뢰를 주어도 '이 사람은 나를 다 알지 못해서 사랑하는 거야.'라고 생각하거나 '다른 목적이 있을 거야.'라고 순수한 의도를 왜곡하면서 상대방에 대한 기대치를 낮추어 내가 받을 상처에 대비하기 시작한다. 그로 인해 인간관계나 감정을 주고받는 것에 어려움을 느끼게 된다.

두 번째 증상은 자신이 내린 결정들을 의심하는 것이다.

스스로를 부족한 사람이라고 생각하면 스스로의 판단을 믿지 못한다. 중요한 판단을 미루고 우유부단하게 고민만 하거나 내가 가진 물건과 철학까지도 얕잡아 보게 된다.

세 번째 증상은 상황을 부정적으로 해석하는 것이다.
예를 들어 친구가 약속에 늦었다고 생각해 보자. 자존감이 높다면 '약속 시간에 왜 늦었는지 물어봐야겠다.'라고 생각하겠지만 자존감이 낮다면 '나를 무시해서 늦는구나.'라고 부정적으로 생각하게 된다.

자존감이 낮아져 이런 증상이 나타날 때는 '내가 하는 부정적인 생각은 내 머릿속에서 일어나는 일일 뿐이야.'라고 뇌에게 직접적으로 알려줘야 한다. 이건 어떤 사실도 누군가의 판단도 아닌 오로지 내 생각일 뿐이라고.
나의 해석이나 추측은 접어두고 상황이나 관계를 액면 그대로 바라볼 줄 알아야 한다. 물론 부정적인 생각이 들 수 있다. 나 또는 주변 사람들이 의심될 수 있다. 하지만 괜찮다. 지극히 정상적인 것이니 안심해도 좋다. '오늘따라 유독 그런 생각이 들었네.' 정도로 인지하고 가볍게 넘어가 주자.

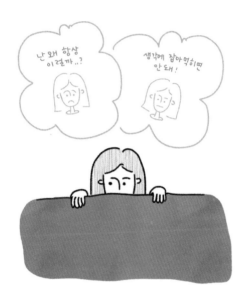

자기 확신 들이마시기 1

"지금보다 더 나은 사람이 될 수 있다는 믿음."

'난 해도 안 돼.'
'난 타고나지 않았어.'

7년 전의 내가 매일 했던 생각들이다. 습관을 성형하고 라이프 스타일을 바꾸기 위해서 절대적으로 필요한 단 하나의 준비물이 있다면 그것은 바로 자기 자신에 대한 믿음, 즉 자기 확신이다.

결국 나의 삶에서 만족스럽지 않은 습관은 무엇이든 성형하고 고칠 수 있다는 믿음. 그리고 나는 지금보다 더 나은 사람이 될 수 있다는 믿음. 내면의 힘을 끌어내고 말 것이라는 믿음. 그 믿음들이 모여 결국 내가 원하는 모습과 삶을 이루어낼 수 있다. 모두 다 나를 떠나도 절대로 내 곁을 떠나가지 않을 '나' 하나만큼은 철석같이 믿어 주며 나만의 라이프 스타일을 만들어 갔으면 한다.

있는 그대로의 내 모습 들이마시기

"앞으로 살면서 이런저런 어려움이 있겠지만
결국 잘 버텨낼 거야. 너는 잘 해낼 거야."

소중하게 여기는 친한 동생이 있다고 가정해 보자. 이 동생은 나보다 어리고 덜 성숙하고 경험도 적다. 단점도 많지만 장점도 많은 이 동생에게 인생 선배인 내가 어떤 말을 해 줄 수 있을까?

"너는 있는 그대로 충분히 사랑스럽고 존귀한 존재야. 앞으로 살면서 이런저런 어려움이 있겠지만 결국 잘 버텨낼 거야. 너의 앞길은 가능성으로 가득 차 있어. 너는 잘 해낼 거야."

이제 그 말 그대로 나 자신에게 되돌려 주면 된다. 누군가에게는 당신도 아직 너무나 젊은, 청청한 아름다움으로 빛나는 사람이다. 나 자신을 믿고, 있는 그대로의 내 모습을 좀 더 좋아해 줘도 괜찮다. 우리 자신의 존재 자체는 이미 사랑받을 자격이 충분하니까.

자기 확신 들이마시기 2

"어떤 삶을 살아왔든 우리는 오늘보다
더 나은 사람이 될 수 있다고 믿어요."

'난 결국 잘 해낼 거야.'
'난 실패하더라도 성장할 수 있는 사람이야.'
'난 건강하고 매력 있고 아름다워.'

재차 강조해도 지나치지 않은 진리는 바로 '자기 확신'의 중요성
이다. 다이어트에 성공하기 위해서 필요한 것은 다이어트 보조
제도 값비싼 PT도 아닌 바로 자기 확신이다. 물론 혼자서 그런
믿음을 끌어내기란 쉽지 않다. 나 역시 마찬가지다.

나는 한때 운동이라곤 숨쉬기 운동밖에 알지 못했다. 텅 빈 마
음을 음식으로 위로하곤 했고 그런 자신을 한심해하며 방황했
다. 그 시기의 나에게 자기 확신은 꿈꿀 수도 없었다. 그랬던 내
가 습관 성형을 시작하면서 먹는 것, 움직이는 것, 입는 것, 사

소한 것까지 조금이라도 나에게 좋은 것들을 주기 위해 고민하고 시도할 수 있었던 것은 '작고 사소한 성취'를 이루는 법을 깨닫고 나서였다.

당연히 그 과정이 늘 성공적이진 않았다. 20년 넘게 살아온 습관의 관성은 강력해서, 오늘은 습관을 바꾸는 데 성공한 것 같아도 내일 다시 예전의 나로 돌아간 적이 한두 번이 아니었다. 자존감의 부침도 숱하게 겪어야만 했다. 하지만 시행착오를 거치면서 실패는 영원한 실패가 아니고 성공도 영원한 성공이 아니라는 걸 깨달았다. 그리고 조금씩 남과의 비교에서 벗어나는 법, 타인의 시선에서 자유로워지는 법, 나에 대한 신뢰를 회복하는 법 등을 알아갔다.

숱한 시도와 작은 성취들이 쌓일 때 비로소 자기 확신도 커질 수 있다. 나에 대한 확신만 있다면 누구든, 어떤 삶을 살아왔든, 우리는 오늘보다 더 나은 사람이 될 수 있다.

BECOMING
YOU

마인드 스트레칭

셀프 칭찬 들이마시기

> "'넌 정말 멋지고 아름다워.' 그리고 '너는 존재
> 자체로 참 소중해.'라는 말은 그 누구도 아닌
> 나에게 가장 필요한 말이에요."

주변 사람들에게는 친절하고 예의 바른 당신. "예뻐졌다."라거나 "넌 너만의 매력이 있다." 혹은 "오늘 입은 옷이 정말 잘 어울려!" 등 타인의 장점을 찾아내 진심 어린 칭찬을 해 주는 데에는 익숙하면서도 정작 나에게는 칭찬과 격려보다 비난과 질책만 하고 있진 않은가?

남에게 칭찬받기 힘든 세상이다. "넌 정말 멋지고 아름답다." "너는 존재 자체로 참 소중하다." 이 말들은 그 누구도 아닌 나 자신에게 가장 필요할지도 모른다.

오늘의 나도,
수고 많았다!

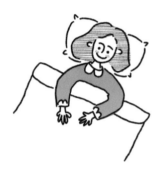

마인드 스트레칭

자신감, 자존심, 자존감

> "단단한 자존감의 토대 위에
> 쌓아 올린 자신감만이 건강한 것."

자신감, 자존감, 자존심 이 세 가지 개념을 명확하게 구분하는 것만으로도 자존감을 높이는 데 도움이 된다.

자신감은 나의 능력과 과업의 난이도를 비교하면서 생겨난다. 예를 들어 달리기를 할 때 '나는 1등 할 수 있어!'와 같은 마음을 자신감이라 할 수 있다.

자존감은 내 능력과 관계 없이 스스로를 평가하는 생각 또는 신념에서 비롯한다. 역시 달리기를 예로 들 때 '1등이든 꼴등이든 상관없이 난 소중해.'라고 생각할 수 있는 힘이 자존감이다. 비슷한 개념인 자존심은 타인으로부터 자신의 가치를 지키는 마음이다.

자존심은 타인이나 환경에 의해 생성되지만 자존감은 어떤 상황이든 그 누구든 내 안에서 직접 만들어가는 감정이란 점에서 자존심과 구별된다.

재미있는 사실은 자신감과 자존심 모두 자존감이라는 단단한 뿌리 위에 있다는 점이다. 즉, 자존감만 잘 챙기면 자신감과 자존심에서 비롯된 문제들까지도 지혜롭게 대처할 수 있다. 반면 자존감이 낮은 사람일 경우에는 자신감과 자존심이 얕은 자존감 위에 위태롭게 올라가 있기 때문에 타인의 말 한마디나 작은 실패에도 크게 흔들리게 된다.

자존감 때문에 자존심도 자신감도 흔들릴 때는 나에게 이 말을 나지막이 건네 보자.

"타인이 나를 어떻게 평가하든 내가 어떤 상황에 있든 난 내가 마음에 들어."

마인드 스트레칭

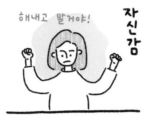

자신감

해내고 말거야!

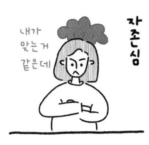

자존심

내가
맞는거
같은데

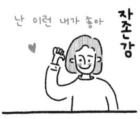

자존감

난 이런 내가 좋아

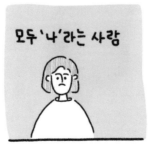

모두 '나'라는 사람

완벽한 때는 없다

"모든 게 완벽하게 갖춰진 때는 없어요.
그 안에서 최선을 선택하는 연습을 해요."

'내가 조금만 덜 바빴다면.'
'내가 체력이 조금만 더 좋았다면.'

퇴근하고 집에 돌아와서도 매일 활력이 넘치면 얼마나 좋을까. 내일의 식단을 준비할 충분한 여유가 있고 다이어트에 대한 의지가 넘쳐난다면 무척 좋을 것 같다. 하지만 내 몸과 마음, 그리고 의지까지 완벽하게 갖춰지는 날은 손에 꼽을 정도로 얼마 없다.

다이어트를 하기에 완벽한 환경이면 더할 나위 없이 좋겠지만 나를 도와주지 않는 환경이나 상황을 받아들이는 태도 또한 중요하다. 그 안에서 최선을 선택하는 연습을 하다 보면 어느새 그것들이 나에게 문제조차 되지 않는 순간이 반드시 온다.

마인드 스트레칭

당신의 다이어트를 막는 상황은 무엇인가? 그 상황을 바꾸지
못한다면 우리는 어떻게 해야 할까?

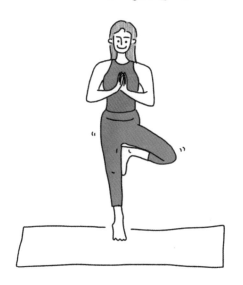

'해야 되는데...'라는
생각이 들 때 일단 시작하기.
성공을 위한 가장 중요한 습관이다.

진정한 자기애 들이마시기

"스스로를 함부로 험담하지 않는 것, 자신에게 좋은 말을 해 주는 것. 나를 사랑하는 가장 좋은 방법이에요."

사랑한다는 것은 대상을 자주 생각하고, 헤아리고, 필요한 것을 챙겨 주고, 돌보아 준다는 의미이다. 그런 의미에서 자기 자신에 대한 애정 또한 소극적인 개념이 아니다. 내 몸에 필요한 양질의 음식과 운동을 통해 스스로를 건강하게 만드는 적극적, 실천적 의미로 다가가야 한다.

내 몸이 원하고 필요로 하는 것들을 하지 않으면서 '나는 나를 사랑한다.'라고 말하는 것은 자기 합리화일 뿐이다.

내 몸의 소리에 귀 기울여 보자. 아프거나 지치지 않도록 돌봐주자. 스스로를 험담하는 대신 좋은 말을 해주어 보자. 이것이 나를 사랑하는 가장 좋은 방법이다.

남아 있는 자존감도 깎아 먹는 주문 '왜 자꾸'

"'나란 사람은 이런 행동을 한 후에 이런 감정을 느끼는 경향이 있구나.'라고 자기 감정에 공감해 주기만 하면 됩니다."

그나마 있던 자존감마저 떨어뜨리고 스스로를 비난케 하는 대표적인 문법이 있다. 바로 '왜 자꾸'이다.

난 왜 자꾸 과식하는 걸까.
난 왜 자꾸 남을 의식할까.
난 왜 자꾸 운동을 빼먹을까.

'왜 자꾸'라는 말이 나온다는 것은 이미 어떤 행동을 반복하고 있다는 것을 의미한다.

배불러도 음식을 남기지 못하고 꼭 끝까지 먹어야 직성이 풀리는 식습관이 있었던 나는 과식 후 텅텅 빈 그릇을 바라보며 자책하는 일이 하루 일과였다. 식사를 시작하기 전에는 분명 '밥

은 반절만 먹고 자극적인 반찬은 남겨야지.'라고 다짐하지만 정
신을 차려 보면 이미 모든 그릇을 싹싹 비운 후이고, 터질 것 같
은 배를 잡고 후회하기 일쑤였다. 이때 내 마음을 가장 불편하
게 했던 건 내가 방금 과식을 했다는 사실이 아니라 '앞으로도
나는 과식하는 습관을 못 고칠 것 같다.'라는 패배감이었다.

이렇게 사람들은 실수가 반복되면 좌절감을 맛본다. '실수가 습
관이 되면 어쩌지?' 또는 '원치 않는 행동을 한 후에 따라오는
이 부정적인 감정이 평생 지속되면 어쩌지?' 하며 초조해지기도
한다.

'왜 자꾸'의 '왜'에는 여러 가지 감정이 결합되어 있다. 진짜 이유
가 궁금해서 '왜'라고 묻는 것이 아니다. 특정 행동을 하는 나
를 비난하기 위해, 특정 행동을 하고 난 후에 찾아오는 짜증이
나 불안과 같은 여러 감정을 나타내기 위한 '왜'인 것이다.

본래 의미는 사실
'너는 언제까지 이렇게 살 거야, 답답해.'
'이 나이 먹도록 남 눈치를 보다니, 한심하군.'
'오늘도 운동을 안 했네, 난 게을러.'였던 것이다.

그럴 땐 습관처럼 붙어 버린 행동과 감정의 고리를 끊어내는 게
필요하다. '왜 자꾸'라는 말을 하게 만드는 행동(폭식, 음주, 게

으름, 자기 비난 등)과 그로 인해 촉발된 감정(귀찮음, 우울감, 답답함, 창피함, 심심함, 외로움 등)을 노트에 최대한 자세히 기록해 보자. 감정을 꾸준히 기록하다 보면 어느 순간 나를 비난하게 만드는 행동과 내가 자주 빠지는 감정의 반복적인 패턴이 보인다.

이 패턴을 발견한 다음에는 '나란 사람은 이런 행동을 한 후에 이런 감정을 느끼는 경향이 있구나.'라고 자기 감정에 공감해 주면 된다.

여기서 한 발짝 더 나아가 나의 기분을 전환시키고 싶다면 이렇게 해 보자. 과식 후엔 자책만 하기보다 10분이라도 산책을 하고, 불쾌한 감정까지 씻어 낸다는 마음으로 샤워를 하거나 좋아하는 차를 마셔 보자. 스스로에게 새로운 기분을 선물하는 것이다. 언제든 '왜 자꾸'라는 말이 떠오르면 이렇게 새로운 행동과 감정의 패턴을 만들어 나를 비난하는 감정에서 벗어나자.

자존감이 한 뼘 더 성장하는 순간

"자존감이 한 뼘 더 성장하는 보석 같은 순간을
놓치지 마세요."

부족함을 인정하는 순간

나의 타고난 아름다움을 발견하는 순간

열등감을 연료 삼아 한 번 더 노력하는 순간

순간의 행복이 아닌 지속 가능한 행복을 선택하는 순간

타인의 인정보다 스스로의 만족이 더 크고 중요하다는 걸 깨닫
는 순간

내가 노력한 부분을 스스로 인정해 주는 순간

모두가 내 곁을 떠나도 나 자신은 나를 떠나지 않는다는 것을
깨닫는 순간

내 감정에 귀 기울여 주고 인정해 주는 순간

가장 두려워하는 것을 위해 용기를 내는 순간

우리의 자존감은 한 뼘 더 성장한다.

내 자존감이 성장할 수 있는 보석 같은 순간들을 흘려보내지
않고, 어제보다 한 발짝 디 나아가 반짝이는 우리이기를.

스스로를 인정하는 시간

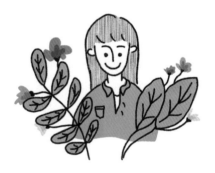

바닥에 떨어진 자존감 끌어올리기

> "시간을 되돌려서 실패에 대한 두려움을
> 학습하기 전으로 돌아간다면,
> 그때의 내가 자존감을 떨어뜨리는
> 지금의 일을 맞닥뜨린다면,
> 어떻게 할지 상상해 보세요."

'살 빼면 제 자신을 좀 더 사랑할 수 있겠죠?'
'낮아진 자존감을 어떻게 극복하셨나요?'

나는 원래부터 자존감이 높은 사람이 아니다. 그렇다고 살이
빠져서 자존감이 높아진 것도 아니다. 다만 다이어트 성공과 실
패를 반복해 보고, 내가 스스로를 건강한 상태로 유지할 수 있
는 힘을 가지는 것이 자존감의 크기에 엄청난 영향을 미친다는
걸 깨달았을 뿐이다. 반대도 마찬가지다. 자존감의 크기는 다이
어트의 성공에 지대한 영향을 미친다.

20대 초반 유학 생활을 하면서 나는 폭식으로 스트레스를 풀
곤 했다. 그리고 먹는 걸 절제하지 못하는 내 모습이 너무 싫었
다. 그럴 때마다 '왜 내 몸 하나 제대로 챙기지 못하지? 문제인

줄 알면서도 왜 고치지 못하지?'라고 자책했던 것이 내 자존감
을 깎아 먹은 요인이었다.

떨어진 자존감을 높이기 위해서 가장 먼저 할 일은 내 자존감
을 깎아내렸던 요인들을 되짚어보고 풀어내는 것이다. 아마도
다른 사람의 말에 상처받았던 순간, 실수해서 위축되었던 순간
등이 떠오를 것이다.

자존감을 떨어뜨렸던 원인을 찾아냈다면 그 다음에는 나를 어
린 아이라고 생각해 보자. 나 자신을 어떻게 다뤄야 하는지 아
직 잘 모르는 아이 말이다. 실수해도 이해받을 수 있고, 실패해
도 언제든 다시 도전할 수 있는 무한한 가능성이 충만한 어린
아이 말이다.

나는 실수할 수 있고 실패할 수도 있으며 살이 찔 수도 있다는
사실을 인정하고, 이 모든 것은 '연습하면 해결되는 것'이라고
이해하고 받아들일 줄 알아야 한다. 영어 공부나 금연, 요리와
마찬가지로 자기 관리도 자꾸 연습하다 보면 언젠가는 능숙해
지기 마련이다. 처음엔 누구나 초보자의 시절이 있고, 누구든
수차례 실패하면서 성숙한 단계로 나아간다.

우리가 아가일 때, 자꾸 걸음마를 실패하는 게 부끄럽고 자존
심 상해서 그만두었다면? 아름답고 건강한 두 다리로 가고 싶
은 곳 어디로든 자유롭게 걷고 뛸 수 있는 지금의 나는 없을 것

이다. 처음 걸음마를 배울 때의 자세로 돌아가는 것은 자존감을 떨어뜨리지 않고 다이어트를 하는 첫걸음이다.

시간을 되돌려서 실패에 대한 두려움을 학습하기 전으로 돌아간다면, 그때의 내가 자존감을 떨어뜨리는 지금의 일을 맞닥뜨린다면, 어떻게 할지 상상해 보자. 무한한 가능성과 강인함은 이미 내 안에 있다는 걸 깨닫게 될 것이다.

여행하듯 다이어트하기

"여행은 여행지를 알아가는 여정이 아닌
나를 알아가는 여정이라는 것."

여행을 하다 보면 여행은 여행지를 알아가는 여정이 아닌 나를
알아가는 여정이었음을 어느 순간 깨닫는다.

익숙한 환경에서 벗어나 낯선 풍경과 새로운 자극에 노출되는
상황에서 다양하게 반응하는 나를 만날 수 있기 때문이다.

내가 위기 상황에서 어떻게 대처하는지
완벽하지 못한 상황을 어떻게 감내하는지
나라는 사람은 뭘 좋아하고 뭘 싫어하는지
온전히 혼자인 시간은 어떻게 보내는지
언제 행복하며 언제 우울한지
내가 소중하게 생각하는 사람은 누구인지
내 삶의 최우선 가치는 무엇인지 등.

평소에는 몰랐던 나라는 사람이 낯선 환경에 놓이면서 조금 더 뚜렷하게 드러나기 시작한다.

그래서 여행을 하다 보면 나는 어떤 문제든 해결할 수 있는 사람이라는 것, 매 순간 굳이 행복하지 않아도 되고, 모든 걸 애써 좋아하지 않아도 된다는 것을 깨닫게 된다.

우울해지는 때가 있다 하더라도 '아, 나는 이런 때 조금 우울해지는 사람이구나.' 그 사실 하나를 더 알게 되는 것만으로 여행은 충분히 가치 있는 경험이 된다.

'진짜 나'를 이해하게 되면 여행이 끝난 후 일상으로 돌아가도, 나를 더 행복하게 만드는 선택을 하게 될 것이다.

당신의 다이어트 여정도 낯선 곳을 여행하듯 '나를 알아가는 과정'이 되었으면 좋겠다.

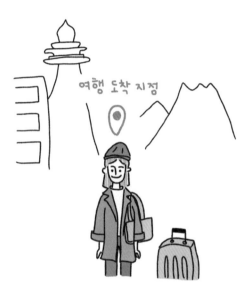

여행 도착 지점

성취의 경험 들이마시기

"아주 작은 변화라도 괜찮으니 내 몸에 귀 기울여 주세요. 성취의 경험을 놓치지 말고 포착해 보세요."

성적이 오르거나 승진을 하거나 원하는 곳에 합격하는 것도 정말 뿌듯한 일이지만, 내 작은 노력들이 모여 몸이 조금씩 변화하는 모습을 발견하는 것이야말로 자존감을 높이는 가장 확실한 방법이자 아주 소중한 '성취의 경험'이다.

물론 우리 몸은 솔직해서 어느 날 갑자기 11자 복근이 나타나는 일은 없다. 그러나 건강한 나를 위한 움직임, 건강한 나를 위한 한 끼 차림과 같이 작지만 꾸준한 성취의 경험들이 모여 몸을 변화시키고 결국엔 내 삶이 나아진다. 아주 작은 변화라도 괜찮으니 내 몸에 귀 기울이고 '성취의 경험'을 놓치지 말고 포착하길 바란다.

힘들기만 했던 다이어트가 도전할 만한 가치가 있는 것으로 다가올 것이다.

더 나아지는 기쁨

"모든 일에는 나아지는 기쁨이 있기 마련이니까요."

요즘, 새해 계획 중 하나였던 수영을 배우고 있다. 물속에서의 감각은 평소와는 완전히 달랐다. 물 밖에서는 간단했던 숨 쉬는 법이나 근육에 힘 주는 법까지 하나하나 새롭게 배워야 했다.

물속에서의 감각이 익숙하지 않은 와중에 팔은 뻗고 발장구는 치면서 무릎은 펴야 하고 배는 집어넣어야 하며 머리는 뜨지 않게 신경 써야 한다. 머리와 몸이 따로 놀고 정신이 하나도 없다.

그래도 수업에 빠지지만 말자는 각오로 매일 수영장으로 발걸음을 옮기다 보니 물속에서의 감각이 점차 익숙해졌고, 처음엔 영영 안 될 것만 같았던 호흡이, 하나의 흐름처럼 이어지는 연속 동작들이 익숙해져 어느새 나는 또 앞으로 나아가 있다.
처음 자전거를 배울 때도 마찬가지다. 처음에는 땅에서 발을 떼

기조차 무섭고 두 바퀴만으로 자전거가 굴러가는 게 불가능할 것만 같지 않은가. 그런데 반복해서 비틀거리고 넘어지다 보면 어느 시점에는 페달을 밟아 바퀴에 균형을 싣는 감을 깨우치게 된다. 또 그게 능숙해지면 두려움 없이 자전거에 올라타게 되고 어느새 자전거 바퀴는 내 두 발만큼이나 자연스러워진다.

다이어트도 다르지 않다.
식습관과 운동 습관을 길들이는 게 처음에는 오른손잡이가 왼손으로 글씨 쓰는 것만큼 어색하고 어렵다. 아무 생각 없이 먹기보다 내 몸에 필요한 영양이 골고루 잡힌 식사를 계획하는 일, 내 몸의 안락함을 좇기보다 적당한 운동과 움직임으로 내 몸에 활력을 넣어 주는 일은 지금까지의 생활과 전혀 다른 감각일 뿐 아니라 몇십 년간 지속해 온 습관의 관성을 거스르는 일이니 말이다.
하지만 모든 게 처음부터 쉽다면 인생은 그렇게 재밌지 않을 것이다. 모든 일에는 나아지는 기쁨이 있기 마련이니까.

물속에서 자꾸만 가라앉던 내 몸이 가볍게 떠오르는 경험, 비틀거리던 자전거가 균형을 찾아가는 순간, 10분도 힘들었던 운동이 한 시간을 해도 거뜬해지는 순간처럼, '더 나아지는 기쁨'은 내 몸에 고스란히 새겨져 남이 빼앗아 갈 수 없는 소중한 자산이 된다.

마인드 스트레칭

힘들어 본 사람이 편안함을 알고, 우울해 본 사람이 행복함도 더 크게 느낄 수 있다.

어떤 전문가에게도 서툴기만 했던 수많은 '처음'들이 있었다. 지금 이 어색하고 낯선 경험과 처음 겪는 실패들이 삶이라는 긴 여정의 아주 작은 일부였음을 알게 될 것이다. 기억하자. 지금 이 순간에도 당신은 더 나아지고 있다.

오늘자 행복 들이마시기

"지금 이 순간이 모여 오늘을 만들고,
오늘이 모여 내 삶이 돼요."

"지금은 대충 입고 살 빼면 예쁜 옷 입을래요."
"다이어트만 끝나면 부모님과 좋은 시간 보낼 거예요."
"살도 못 뺐는데 전 이걸 누릴 자격이 없어요."

이렇게 행복을 먼 미래에 찍어 두고 현재의 행복을 유보하고 있다면 다음과 같이 해 보길 바란다.

첫째, '살 빼면 입어야지.' 하는 마음에 작은 옷을 사지 말고, 지금 내가 가장 입고 싶은 옷을 사서 입고 소중한 사람과 즐거운 시간을 갖는다.

둘째, 소중한 사람들과 건강한 음식을 적당한 양만큼 먹고, 건강한 대화를 나눈다. 몸도 관계도 건강해지는 걸 느낄 수 있을 것이다.

셋째, 다이어트의 목표를 먼 미래에 있을지도 모를 '특정 체중'
이나 '여리여리한 몸'에 두지 말고 '운동 후 느끼는 개운함', '나
와의 약속을 지켰을 때의 뿌듯함' 같은 즉각적인 보상으로 돌
아올 수 있는 것들에 둔다.

이렇게 미래가 아닌 현재에 집중하는 연습은 그 순간에 누릴
수 있는 작은 행복들을 찾을 수 있는 좋은 방법이 된다.

지금 이 순간이 모여 오늘을 만들고, 오늘이 모여 내 삶이 된다.
막연한 미래의 행복만을 기대하며 현재의 행복을 유보하다 보
면 목적지에서 나를 기다리고 있을 거라 믿었던 행복이 보이지
않을 때 크게 좌절할 것이다. 우리에겐 어제도 내일도 아닌 오
늘만 있을 뿐이다.
다시 돌아오지 않을 지금 바로 여기에서 내가 충분히 누릴 수
있는 행복을 누렸으면 한다.

마인드 스트레칭 3단계

이완

생 각   유 연 성 을   길 러   주 는
마 인 드   스 트 레 칭   훈 련 하 기

'이완'은 고정관념이나 편견을 버리고, 생각의 유연성을 높여 주는 작업이다. 언제나 빠른 템포로 흘러가던 마음 상태를 휴식 상태로 전환하는 데 도움이 되는 방법들도 소개한다.

다이어트 오지라퍼에 대처하는 법

"그 누구도 지속 가능한 건강, 아름다움, 젊음을
위한 나의 노력에 대해 왈가왈부할 수 없어요."

"넌 통통한 게 예뻐. 그만 빼도 돼."
"연예인 할 것도 아닌데 뭘 그렇게 관리해."
"맨날 살 뺀다더니 도대체 언제 빼려고?"
"노력은 하니? 그렇게 할 바엔 포기하는 게 편해."
"우리 나이에 살 빼면 더 늙어 보여."
"어차피 다이어트는 내일부터야. 그냥 먹지 그래?"

처음엔 그냥 웃어넘길 수 있지만 이런 말들을 반복적으로 들
으면 점점 지치기 시작한다. 그래서 다이어트도 남들이 모르게
하고 싶고, 어느 날 갑자기 예뻐져서 짠! 하고 나타나고 싶기도
하다.

나 또한 20kg을 감량하는 과정 속에서 오지랖 넓은 사람들의

조언 아닌 조언들을 수없이 들어왔지만, 이런 말을 했던 사람들의 태도를 관찰한 결과 깨달은 것은 딱 하나였다.

내 다이어트에 딴지를 거는 사람들은 대부분 내 건강에 별 관심이 없고, 막상 내가 살을 빼고 나타나도 별로 신경 쓰지 않는다는 것이다! 그저 그 상황에서 나에게 할 말이 그것밖에 없었거나 순간적인 질투심에 던진 말일 가능성이 높다. 다른 사람을 공격함으로써 자신의 낮은 자존감을 보호하기 위한 방어기제일 뿐 어떤 사실도, 객관적인 평가도 아니다. 나를 비난하는 사람의 심리가 공격이든 자기방어이든 혹은 아무 말 대잔치이든 휘둘릴 필요가 전혀 없다.

그 누구도 지속 가능한 건강, 아름다움, 젊음을 위한 나의 노력에 대해 왈가왈부할 수 없다. 이런 말들에 움츠러들거나 이런 말을 하는 사람들을 미워하는 데 에너지를 쏟기보다 나만 아는 내 노력을 스스로 칭찬해 주고, 함께 노력하는 사람이 있다면 충분히 격려해 주는 당신이 되길 바란다.

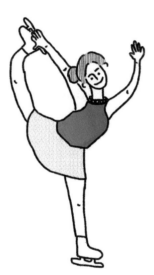

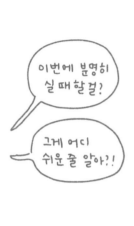

다이어트는 나를 아껴 주는 최고의 방법

"다이어트란 내 몸을 아껴 주고 사랑해 주는
최고의 방법이라 믿으니까요."

우리는 내 몸을 싫어해서 또는 사랑받기 위해 다이어트를 하는
것이 아니라 지금의 내 몸까지도 너무나 사랑하기 때문에 다이
어트를 한다.

진정한 다이어트란 내 몸을 혹사시키는 것이 아니라 내 몸을 세
상에서 가장 아껴 주고 사랑해 주는 최고의 방법이라 믿는다.

다른 사람을
위해서가 아닌,
나를 위해서

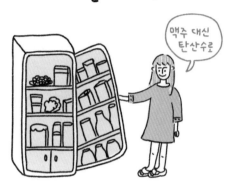

맥주 대신
탄산수로

최상의 상태의 나

"Be the best version of you."

다이어트를 하다 보면 여러 굴곡점을 지나게 된다. 남에게 잘 보이기 위해 쫓기듯 하는 '조급한 다이어트'의 시기를 지나면 나를 위한 다이어트의 정의를 스스로 세울 수 있게 된다.

하지만 거기서 끝이 아니라 나에 대한 기준이 엄격해지면서 어느샌가 스스로를 할퀴고 지치게 만드는 내가 되어 있기도 하다. '나 자신을 사랑하자.'라는 말이 '하고 싶은 것만 하자.'라는 말로 해석되기도 하고, '혹시 내가 게으름에 대한 변명만 늘어놓고 있는 건 아닐까?' 하고 혼란스러워질 때도 있다. 이럴 때는 어떻게 자기 관리의 기준을 세워야 할까?

나도 다이어트를 하면서 과도한 스트레스를 주지 않는 선과 더 나은 내가 되기 위해 욕심을 내는 선 사이에서 밸런스를 찾기 위해 오랜 시간 고민해 왔다. 그때마다 중심을 잡아 준 북극성 같은 말이 바로 "Be the best version of you." 즉, 내 안에 잠재된 최상의 상태를 만들어 가자는 문구였다.

내가 정의 내린 베스트 버전Best version은
1. 있는 그대로의 신체적 장점과 고유한 매력을 발굴하고 그것에 대해 감사히 여기고
2. 내가 가지지 못한 신체적 특징(피부색, 체격, 얼굴 크기 등)에 얽매이지 않고 거기서 자유로워지되
3. 땀 흘려 나 자신을 가꾸고, 노력하는 모습 자체가 나만의 매력이 되는 상태

즉, '나 자신을 사랑하자.'라고 머리로만 생각하는 수동적인 상태에서 더 나아가 나를 위해 적극적으로 실천하는 능동적인 상태이다.

운동 끝나고 개운하게 샤워한 후 거울을 볼 때, 열심히 일하고 퇴근했는데 피곤하기보다 뿌듯하고 힘이 날 때, 야식의 유혹을 뿌리치고 잠든 다음날 아침에 건강한 한 끼 식사를 맛있게 먹을 때, 다른 사람의 말에 휘둘리지 않고 나의 존엄성을 지켜낼 때 나는 스스로를 베스트 버전이라고 느낀다. 체중이 몇이건 허리 둘레가 몇이건 상관없이 말이다.

최상의 상태는 외모에 국한된 의미가 아니다. 현재 내가 느끼는 내 몸의 컨디션, 피로도, 소화의 편안함, 정신적 에너지 모두를 아우르는 의미이다. 최상의 상태에서는 스스로 건강하고 아름답다고 느끼고, 생활에 활력이 넘치고, 무엇이든 담대하게 도전할 수 있고, 결과가 좋든 나쁘든 자존감을 지킬 수 있을 것이다.

나는 잘할 수도 있고 못할 수도 있는 사람

"당신은 잘할 수도 있고 못할 수도 있는 사람이에요.
이 모든 건 나를 알아가는 과정일 뿐이에요."

당신이 정의하는 '나'는 어떤 사람인가?

나를 정의하는 것은 나에 대해 더 알아가고, 나를 더 성장시키는 일인 동시에 한편으로는 나를 틀에 가두는 일이 되기도 한다.

자기 인식의 힘은 강력해서 '나는 내성적인 사람', '나는 운동 신경이 꽝인 사람', '나는 부모님의 기대를 저버리지 않는 사람', '나는 무조건 긍정적인 사람' 이렇게 나 자신을 어떤 사람이라고 한 번 정하면 나는 진짜 그런 사람이라고 생각하게 된다.

처음에는 자기가 정의한 자신의 모습에 답답함을 느끼다가도 점점 그 틀 안에서 안정감을 느끼게 되고, 결국 그 모습이 곧 자신이라 굳게 믿게 된다. 그러다 자신의 다른 모습을 발견하는 순간, '나'라는 사람에 대한 혼란을 경험하게 된다.

'난 다 잘해야 하는 사람인데 왜 못 하지?'

'난 항상 긍정적인 사람인데 왜 이렇게 힘들지?'

이렇게 자기 인식이 너무 강하게 자리 잡으면 그렇지 못한 자신의 모습을 견디지 못하게 되는 것이다.

누구나 나에 대한 정의를 내리고, 그렇게 만들어진 외부 세상과의 경계감을 통해 자존감을 형성하며 살아간다. 하지만 우리가 기억할 것은 그 경계는 언제든 끊임없이 무너지고 다시 세워질 수 있기 때문에 경계가 무너졌다고 해서 혼란스러워할 필요가 없다는 것이다.

'난 잘할 수도 있고, 못할 수도 있는 사람이지.' '인생에 정답은 없고, 그저 나를 알아가는 과정일 뿐이야.'라고 스스로에게 여유로운 마음을 가지면 내가 한계라고 생각했던 문이 열리고 새로운 나를 만나게 될 것이다.

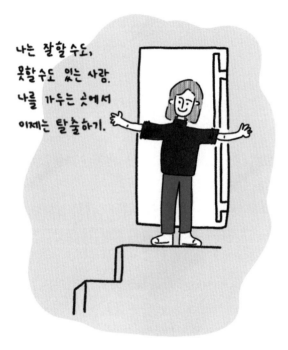

나는 잘할 수도,
못할 수도 있는 사람.
나를 가두는 곳에서
이제는 탈출하기.

복잡한 마음 이완하기

"몸도 마음도 정돈된 일상을 만들어 가요."

마음이 어지러울 때 사무실 책상 위나 내 주변 공간을 정리하면 마음도 정리된다.

어질러진 공간이 무조건 나쁜 건 아니지만 정돈된 환경이 줄 수 있는 안정감과 효능감은 분명 있다. 내 주변을 깨끗이 했을 뿐인데 마음까지 개운해지고, 자세나 태도도 가다듬어지는 기분은 청소를 해 봤다면 분명 느껴 봤을 것이다.

청소뿐 아니라 규칙적인 운동, 적정한 양과 양질의 식사, 일기 쓰기, 명상을 통해 내 일상을 청소하듯 정돈하면 내 몸과 일상을 담는 그릇인 마음도 정돈되어 가는 걸 느낄 수 있다.

당신의 몸과 일상은 깨끗하게 정돈되어 있는가? '조금만 더 여유가 생기면'이라는 핑계로 미루고 미루다 지금 내 마음까지 어질러져 있진 않은가?

나만 살이 안 빠지는 것 같을 때

"언젠가 분명히 피어날 거예요, 당신도."

마음 잡고 식습관과 운동 습관에 변화를 준 지 1개월이 지나면 나만 알아볼 수 있는 미세한 변화가 생기고 2개월이면 남들이 달라졌다고 알아봐 주기 시작하고, 3개월이면 옷 사이즈가 서서히 바뀐다.

하지만 이것도 절대적인 기준은 아니다. 신체 컨디션에 따라 살 빠지는 속도는 다 달라서 한 달 만에 드라마틱하게 변하는 사람도 있지만 6개월이 넘게 변화가 없는 몸도 있다.

그럴 땐 나만 그대로인 것 같아 조급해지고 내 몸이 원망스러워진다. 나의 변화에 대한 의심이 고개를 들 땐 이렇게 해 보자.

어제보다 몇 백 그램 빠진 나를 목표로 하는 대신

어제보다 나를 더 알아가고 사랑하는 나

어제보다 더 활기차고 행복한 나

어제보다 더 성장한 나를 목표로 삼는 것이다.

라면 물을 끓일 때 냄비 앞에서 기다리고 있으면 더 오래 걸리는 것 같고 지루한 것처럼 다이어트도 마찬가지이다.

봄에 피는 꽃도 있고 겨울에 피는 꽃도 있듯이 사람마다 다 때가 있다. 물론 땅에서 싹을 틔울 날을 기다리는 일이 때로는 막막하겠지만 여린 잎으로 겨우내 단단해진 땅을 깨고 싹을 틔울 준비를 해야만 때가 되었을 때 나만의 꽃을 피울 수 있다. 내 안에도 언젠가는 싹을 틔우고 꽃을 피울 가능성이 있다는 걸 믿어 주면서 묵묵하게 나의 때를 준비해 보자.

다시없을 이 시기를 잘 견디고 이겨내면

언젠가 분명히 피어날 것이다. 당신도.

나만의 때, 나만의 순간

"나만을 위한, 나만의 순간.
그 순간을 맞이할 준비를 해요."

20대 초반에 어떤 유명한 책을 누군가로부터 추천받아 읽은 적이 있다. 당시엔 잘 공감이 되지 않아 '난 그 책 별로던데.'라고 생각했다. 그런데 최근에 그 책을 다시 읽어 보니 한 줄 한 줄 다 밑줄 그어가며 읽고 싶을 만큼 지혜로 가득찬 책이었다. 책뿐만 아니라 남들이 입이 마르게 추천해서 봤던 영화, 내게 별로였던 여행지였지만 시간이 흘러 나중에 다시 경험했을 때는 이곳이 내가 알던 곳이 맞나 싶을 정도로 전에는 내가 미처 몰랐던 매력과 의미를 새롭게 발견하기도 한다.

아마 시간이 흐르면서 생각의 깊이가 확장되고 관심사가 달라지면서 공감의 영역이 넓어졌기 때문일 것이다. 무엇보다도 다른 사람의 추천이나 강요가 아닌 스스로의 선택에 따른 것이었기에 그 안에서 더 큰 의미를 읽어낼 수 있었을 것이다.

다이어트도 마찬가지다. 누가 시켜서 하거나 남들도 다 한다고 해서 무작정 따라 하는 다이어트는 지치기만 하고 재미도 없다.

하지만 시간이 흐르면서 다이어트는 더 이상 '평생 숙제 혹은 벼락치기 시험'이 아닌 '먹고 자고 움직이는 모든 것이 즐겁고 건강한 삶의 방식'이라고 이해되는 나만의 순간이 찾아온다.
그렇기 때문에 아무리 좋은 기회나 성공이라 할지라도 남들보다 빨리 그리고 많이 누리기보다 내가 소화할 수 있는 나만의 타이밍에, 나에게 가장 필요한 경험을 잘 만나는 게 훨씬 중요하다.

만약 지금 다이어트하는 게 너무 재미없다면 그 이유는 내가 남들보다 의지가 부족해서가 아니라 아직 오롯이 나만을 위한 다이어트 방법을 만날 마음의 준비가 되지 않아서인지도 모른다.

'내가 포기하지 않는 한, 나에게 가장 좋은 것은 가장 좋은 나만의 때에 나타난다.'라는 믿음으로
조바심 내거나 욕심 부리지 않고
나만의 호흡대로 나만의 흐름을 지키며
나만의 타이밍을 찬찬히 찾고 기다리다 보면
언젠가는 '나를 가꾸기 위해 하루를 충실히 살아내는 즐거움'이 찾아오고
머지않아 나의 때를 만날 수 있을 거라 믿는다.

절제, 매력, 행동, 활력

"절제만이 삶에 매력을 주고,
행동만이 삶에 활력을 준다."

나도 다이어트를 하다 정체기가 왔을 때, 또는 너무 덥거나 추워서 운동하기 힘들 때에는 마음도 함께 지쳐서 아무것도 하고 싶지 않았던 적이 있었다. 그럴 때마다 곱씹으면서 마음을 다잡았던 문장이 있다.

"절제만이 삶에 매력을 주고, 행동만이 삶에 활력을 준다."

처음엔 크게 와 닿지 않았다. '내가 수도승도 아니고 한 번 사는 인생 군이 절제해야 할 건 뭐람?'이라는 삐딱한 마음도 들었다.

하지만 예전의 나를 곰곰이 생각해 보면 절제하지 않고 먹고 싶은 음식들을 다 해치우고 허리가 아플 때까지 한없이 늘어져 있을 때 나에게 돌아온 것은 행복이나 삶의 만족감이 아니라

'이렇게 살아도 되나.' 하는 불안함이었다.

오히려 정말 먹고 싶은 음식이 있을 땐 약간의 절제력을 발휘해서 적당한 양을 즐겁게 먹고 굳이 먹고 싶지 않은 음식은 과감히 포기하는 순간들이 오히려 뿌듯함과 성취감으로 돌아온다는 걸 느꼈다.

무엇보다 내가 먹는 것, 움직이는 것, 생각하는 것들을 컨트롤할 수 있다는 사실과 믿음이 결국 자존감으로 연결된다는 것도 깨닫게 되었다.

지금 당장은 '절제'가 '압박'처럼 느껴질 수도 있다. 하지만 앞으로 평생 동안 나와 함께할 습관을 고르고 다듬는 습관 성형이라는 과정을 기꺼이 즐기는 마음으로 임하면, 결국엔 우리의 삶도 더 아름답고 매력적으로 만들어 갈 수 있을 거라 믿는다.

ONLY MODERATION
GIVE IT A CHARM.

ONLY ACTIONS
GIVE LIFE STRENGTH

—

절제만이 삶에 매력을 주고
행동만이 삶에 힘을 준다.

나선형 성장

"지금은 멈춘 것 같아도
나는 지금도 나아지고 있는 중이에요."

잘해 오다 한 번 터진 폭식에 다시 예전의 나로 돌아간 것 같아 좌절하는 마음이 들 땐 스스로 이렇게 말해 보자.

"나는 지금 나선형으로 성장하고 있다."
같은 자리를 맴도는 것 같아도 조금씩 올라가는 나사못처럼 지금은 예전으로 돌아간 것만 같고 실패한 것 같아도 습관 성형을 위해 내가 해 왔던 노력들이 있는 한 나는 결코 예전의 모습이 될 수 없다고, 지금도 조금씩 나아지고 있다고 말이다.

방향성에 대한 믿음이 생기면 결국은 내가 원하는 모습에 도달할 수 있다는 믿음도 생긴다. 지금은 멈춘 것 같아도 나는 계속해서 나아지고 있는 중이라고, 지금까지 잘 해온 만큼 앞으로도 잘 해나갈 거라고 스스로를 믿어 주자.

마인드 스트레칭

지금 당장은 제자리 같지만,

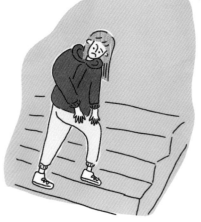

나는 나선형으로
성장하고 있다.

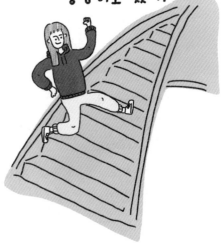

더하기 아닌 빼기

"잘못된 것을 그만두면
올바른 것은 저절로 이루어져요."

올바른 것이 저절로 이루어지는 데까지는
엄청난 노력과 시간과 정성이 필요하겠지만
무작정 몸에 좋은 것들을 더하려고 하기보다
몸에 나쁜 습관을 빼고
올바른 기본 습관을 꾸준히 유지하는 게 더 중요하다.

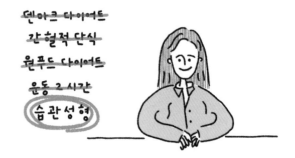

식탐의 기원

"누구에게나 식탐의 기원이 있어요."

누구에게나 어린 시절에 겪었던 사건이나 가족의 식생활 환경
으로부터 영향을 받아 생긴 저마다의 '식탐의 기원'이 있다.

예를 들어 딸-딸-아들이라는 삼남매 구성에서 둘째 딸은 막내
에게 치이고 언니에게 밀리느라, 자연스레 음식이 있으면 바로
바로 먹어 치워야 뺏기지 않는다는 강박을 가질 수 있다는 것.
반면 통통한 체형이라는 집안 내력이 있다는 이유로 어려서부
터 음식을 많이 먹으면 어머니한테 혼이 났던 사람은 음식에
대한 두려움이 생길 수 있다.

식탐에는 유전적인 요인도 있지만 음식에 대한 결핍을 발생시
킨 환경적인 요인도 있다. 당신의 식탐의 기원은 언제인가?

나에게 묻는다

"내 의지가 약한 게 아니라
음식이 주는 위로가 대단한 거야."

"음식을 먹고 살이 찔까 봐 토했어요."
"폭식 후 체중이 걱정되어서 변비약을 먹었어요."
"배가 터지기 일보 직전까지 음식을 밀어 넣었어요."

폭식은 자존감, 열등감, 스트레스 관리 등 심리적인 면과 복합적으로 연관되어 있다. 폭식증을 극복하기 위해서는 차근히 나를 돌아볼 필요가 있다.

우선 평소에 내가 감정 표현을 잘하고 있는지 점검해 보자. 감정적으로 억눌려 있으면 화, 외로움, 심심함, 우울감, 허무함과 같은 감정들을 해소하는 방법을 몰라 포만감이 주는 안정감과 미각이 주는 즉각적 즐거움으로 대체하고 있을지도 모른다.

내 감성을 점검하는 가장 좋은 방법은 나와 대화하는 것이다. 예를 들면 '내가 왜 화가 났지?' '아, 나를 더 좋아해 주지 않는 상대에게 서운했구나.' '직장에서 인정받고 싶은 욕구가 충족되지 않았구나.' '그럼 이 욕구를 어떻게 상대와 풀어갈까?' 이런 식으로 내게 일어났던 감정들을 차근차근 복기한다. 그리고 이 감정(또는 스트레스)을 해결할 수 있는 실질적인 방법을 고민해 보는 것이 폭식을 정면으로 부딪혀 바꾸려고 하는 것보다 효과적이다.

실제로 식이 장애나 폭식하는 습관을 개선하는 케이스를 살펴보면 내 삶의 근본적인 문제(취업, 결혼, 가족관계, 자존감 등)가 해결되고 그로 인한 스트레스가 해소되면 폭식 패턴이 자연스럽게 사라지기도 한다. 그리고 정도에 따라서는 식이 장애 전문가의 도움이 필요하겠지만 '폭식한다'는 사실에 너무 무거운 죄책감을 갖지 않는 게 중요하다.

폭식한 나에게 실망했다면 혹은 그런 나를 미워했다면 다음부터는 '내 의지가 약한 게 아니라 음식이 주는 위로가 대단한 거야.'라고 인정해 버리고, 폭식으로 지친 내 몸과 마음을 보듬어 주도록 하자.

내가 약한 게 아니라
... 라면이 강한거다.!

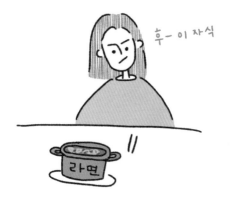

애증의 존재

"먹어서 안 될 음식은 없지만,
분명 내 몸과 마음이 더 좋아하는 음식이 있어요.
또한 그 음식을 가장 만족스럽게 즐길 수 있는
적당량도 존재하죠."

"음식이 곧 약이고 약이 곧 음식이어야 한다."

_히포크라테스

다이어트를 하다 보면 절제하지 못하는 내 모습에 화가 나고, 자꾸만 나의 절제력을 시험하는 음식을 원망하게 된다. 한때 나를 위로하고 즐겁게 해 주던 음식이 점점 나를 살찌게 하는 존재이자 나를 파괴하는 존재가 되어 버리는 것이다.

그런데 문제는 음식만큼 우리에게 즉각적인 행복을 선물해 주고 위로가 되는 존재는 없다는 사실이다. 맵고 짜고 자극적인 음식은 하루 동안의 스트레스를 달래 주고, 달콤하고 부드러운 빵 한 조각은 백 마디 위로의 말보다 효과적이다.

이렇게 한없이 미워하다가도 한순간 사랑할 수밖에 없는 이 음식을 향한 애증에 괴로워하고 있는 건 아닌지? 그렇다면 음식이 나에게 어떤 존재인지 생각을 정리해 보는 게 도움이 된다.

음식은 내 몸에 필요한 영양소를 공급해 생존할 수 있게 해 주는 중요한 자원이다. 또 음식이 주는 위로와 평안, 만족감은 삶을 풍요롭게 해 주는 소중한 경험이다. 그런데 여기서 끝나지 않고 음식이 정서적인 결핍이나 헛헛한 마음과 결합하는 순간 180도 돌변한다. 음식이 마저 채워 주지 못한 결핍과 충족시켜 주지 못한 공허함은 고스란히 불쾌함으로 교체된다. 음식이 감정의 근본적 원인을 해결할 수는 없기 때문이다.

또 다른 방법은 내 몸이 편하게 느끼는 음식이 무엇인지 생각해 보는 것이다. 먹어서 안 될 음식은 없지만, 분명 내 몸과 마음이 더 좋아하는 음식은 있다. 또한 그 음식을 가장 만족스럽게 즐길 수 있는 적당량도 반드시 존재한다.

내 몸이 편안해하는 음식과 적당량을 파악하고, 그 음식들이 주는 만족감에 집중하다 보면 어느새 애증의 마음은 사라져 있을 것이다. 음식은 나를 파괴하는 존재가 아닌, 나를 풍요롭게 만드는 존재로 변화되어 있을 것이다.

한 주의 식단 계획을 세울 땐 욕심 부리지 말고 하루에 한 끼만 내 몸에 약을 준다는 마음으로 건강한 식단을 꾸려 보자. 건강한 한 끼를 정량으로 먹고 난 뒤의 기분 좋은 포만감, 싱그러운 야채를 입 안 가득 씹을 때의 즐거움과 같은 긍정적인 경험들이 음식과의 관계도 해결해 줄 뿐만 아니라 내 일상도 행복하게 만들어 줄 것이다.

식사의 기억

"당신이 기억하는, 마음까지 부른 식사는
언제였나요?"

언제부턴가 돈만 내면 음식이 뚝딱 나오고, 금방 나온 음식을
뚝딱 해치우는 식문화에 익숙해졌다. 하지만 우리가 기억하는
예전의 식사 풍경은 지금과 사뭇 다르다. 학교에 다녀오면 집에
서 어머니가 정성스레 저녁 찬거리를 손질하고 있거나, 운이 좋
으면 어머니를 도와 내 손으로 직접 감자를 깎거나 마늘껍질을
다듬는 풍경이었다.

먼저 촉감으로 내가 먹을 음식을 만나고, 청각으로 식재료들이
깍둑깍둑 다듬어지는 소리를 듣는 데서부터 이미 식사 시간이
시작되는 것이었다.

보글보글 찌개가 끓으면 온 집 안에 구수한 냄새가 풍기기 시작
한다. 촉각과 청각에 이어 후각으로 다시 한 번 식사를 한다.

마인드 스트레칭

가족들과 둘러앉아 맛있게 식사를 하고 나면 그렇게 푸근할 수 없었다. 손으로 한 번, 귀로 한 번, 코로 한 번, 입으로 한 번 먹으니 배도 불렀지만 마음까지 부른 식사였다.

하지만 지금의 식사 풍경은 어떠한가. TV를 보면서, 컴퓨터 앞에서 일하면서 입에 음식을 구겨 넣고 있는 것은 아닌가.

이 음식이 어디에서 왔는지, 어떤 환경을 거쳐 식탁 위로 올라왔는지, 촉감과 향은 어떤지 누릴 새도 없이, 공장에서 누가 만들었는지도 알 수 없는 익명의 음식을 그저 해치우듯이 먹지는 않았는가?

그 후에 밀려온 허기는 어쩌면 배가 고픈 것이 아니라 마음이 고픈 것은 아니었을까. 반대로 말하면 적게 먹어도 마음이 부른 식사를 할 수 있다면 오히려 배가 고프지 않을지도 모른다.

물론 바쁜 현대인이 스스로 먹을 음식의 재료를 직접 손질하고 매번 요리하는 것은 현실적으로 너무 힘든 일이다. 하지만 최소한 내 입에 들어가 내 몸을 구성할 음식들이 어디서 왔는지, 무엇으로 구성되어 있는지 원재료명과 영양 성분표를 살펴보는 등의 작은 관심을 기울이는 것만으로도 마음이 부른 식사를 위한 첫걸음을 뗀 것이라 할 수 있다.

당신이 기억하는 마음까지 부른 식사는 언제인가? 바로 기억이 나지 않는다면 이번 주말에는 가장 좋은 대우를 해 줘야 할 나 그리고 소중한 사람과 함께 내 손으로 재료를 다듬고, 음식이 주는 맛과 향, 촉감을 만족시키고 마음까지 배부른 식사를 해 보는 건 어떨까?

'예쁨'보다 '매력'을 만드는 다이어트

> "아름다움의 가능성은 이미 당신 안에 있고,
> 반복적인 행동을 통해 얼마든지 더 꺼내 보일 수
> 있어요."

나이를 먹을수록, 다이어트를 할수록 진정한 아름다움은 무엇이고 진짜 매력은 무엇인지 생각하게 된다.

분명한 것은 급한 마음에 식단을 극단적으로 줄여서 체중을 감량한다 해도 생리불순, 탈모, 무기력 같은 증상이 나타나게 되면 결코 만족스럽거나 행복하지 않을 거란 사실이다.

"내가 지금 어떤 다이어트를 하고 있지?"
"그리고 다이어트가 내 진짜 매력을 만들어 주고, 나를 평생 행복하게 해 줄까?"
나는 체중을 감량하고 8년이 지난 지금까지도 끊임없이 스스로에게 질문한다.

매력은 정직한 방법으로 발견되고 건강한 방법으로 발전될 수 있다. 세상이 정한 기준에 휘둘리지 않고, 당신이 생각하는 올바른 아름다움, 올바른 다이어트 방식을 포기하지 않았으면 한다. 아름다움은 비싼 화장품을 발라야만 얻어지는 것, 시술을 통해서만 가능한 것이 아니라는 것을 우리 세대에게 알리는 일이 나를 키워 나가는 원동력이자 다노가 가진 사명감이다.

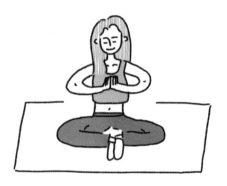

아름다움의 원재료는
'노력'이다.

"혹시 내게 주어진 시간을 남을 위해서만 쓰고 있는 건 아닌가요? 아니면 그 시간들을 그저 그렇게 흘려보내고 있진 않나요?

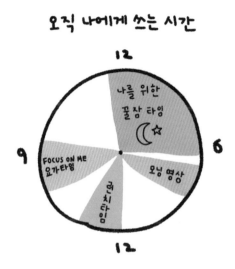

내게 주어진 시간을 1분 1초라도 소중한 사람들로 채우고 나에게 의미 있는 시간으로 만들어 가요."

운동, 오롯이 날 위한 순간

"온전히 '나'에게 몰입하는 '순간'을 살 수 있게
해 주는 도구로써 운동을 해요, 우리."

하루 중 대부분의 시간을 직장에서, 학교에서, 학원에서 보내는
우리에게 운동하는 시간만큼은 하루 중 오롯이 나로 돌아갈
수 있는 유일한 시간이다.

들숨과 날숨, 흐르는 땀, 근육의 당김에 집중하다 보면 과거에
얽매이게 했던 집착, 미래를 걱정하던 불안은 사라지고, 남이
아닌 온전히 '나'에게 몰입하는 '순간'을 살 수 있게 된다. 이것만
으로도 운동은 몸 만들기 이상의 의미가 있다.

운동이 주는 열매는 보이는 것보다 보이지 않는 부분이 더 크
다. 그러니 눈에 보이는 열매가 빨리 내게 떨어지지 않는다고
조바심 낼 필요가 없다. 보이지 않는 알찬 열매가 당신의 것이
될 준비를 방금 막 마쳤으니까 말이다.

내 30년 뒤 롤모델 찾기

"아름다움에 대한 기준이 '날씬한 몸과 외모'에서 '인생의 내공으로부터 우러나오는 아름다움' 그리고 '세월을 이겨내는 건강함'으로 변하고 있어요."

나와 비슷한 또래의 사람들과 비교하면서 부족하다는 생각이 든다면 10년 뒤, 30년 뒤, 50년 뒤의 롤모델을 찾아 보는 걸 추천한다.

현재의 나를 기준으로 삼으면 나와 사회가 추구하는 미의 기준이 '현재'에 맞춰져 있기 때문에 시야가 좁아지지만 40대의 나, 50대의 나는 어떤 모습으로 살고 싶은지 생각해 보면 아름다움에 대한 기준이 '날씬한 몸과 외모'에서 '인생의 내공에서 우러나오는 아름다움' 그리고 '세월을 이겨내는 건강함'으로 확장되고, 내가 지금 하는 다이어트를 장기전으로 받아들일 수 있게 된다.

당신의 30년 뒤의 롤모델은 누구인가?

당신이 꿈꾸는 30년 뒤,
아름다운의 롤모델은
누구인가요?

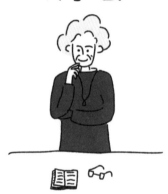

하루에 충실하기

"오늘 나에게 주어진 행복을 한 톨도
흘려보내지 않고 충만하게 느꼈으면 좋겠어요."

막연한 목표를 측정 가능한 수치로 구체화하고, 과정에서 지표를 참조하는 것은 동기부여에 큰 도움이 된다. 하지만 그 지표가 후행 지표[4]가 아닌 과정 지표[5]여야 한다는 것을 유념하여야 한다.

대표적인 후행 지표는 '체중'이다. 체중은 자기 관리를 꾸준히 하면 자연스럽게 뒤따라오는 지표이기 때문에 보조 지표로써 참고할 수 있지만 그 자체가 다이어트의 목적이 될 수는 없다. 체중은 수분 섭취량, 수면 시간, 배변 활동, 월경 주기 등 수많은 변수의 영향을 받기 때문이다. '일주일에 운동을 20분 이상 한 날의 수'나 '한 달간 아침 식사로 그린 스무디를 먹은 날 수' 같

---

4 결과적으로 뒤따라 오는 지표를 의미한다.
5 과정의 노력과 꾸준함을 반영한 지표를 의미한다.

은 지표는 내가 자기 관리를 성실하게 하고 있는지를 체중보다 더 잘 보여준다. 체중은 내 노력과 정비례하게 변화하지 않기 때문에 특정 체중 'OOkg'으로 목표를 설정하면 그 목표를 이루기 위한 과정은 굉장히 고단해지고, 쉽게 지칠 수밖에 없다.

다이어트의 진짜 목표는 특정 체중을 찍는 것이 아니라 자기 관리의 과정이 주는 행복감을 알아가는 것이다. 행복은 목적지에서 우릴 기다리고 있는 것이 아니라, 늘 우리 곁에서 함께하고 있는데 미처 발견하지 못한 건 아닌지 생각해 볼 필요가 있다. 오늘 나에게 주어진 하루의 여러 단면을 한 톨도 흘려보내지 않고 충만하게 느끼는 당신이길 바란다.

모드 전환을 위한 워밍업과 쿨다운

> "휴식은 영원한 게 아니라 또 다른 도전을 위한
> 숨 고르기 기간입니다."

작년 가을 무렵 모처럼 휴가를 내고 혼자 여행을 떠났을 때의 일이다. 오래전부터 비행기 표를 끊고 기다려 왔던 꿈 같은 휴식이었으니 제대로 쉼표를 찍고 와야겠다고 벼르고 있었다.

그런데 참 이상했다. 짐을 싸고, 공항으로 향하고, 비행기에 몸을 싣고, 두 발이 대지에서 한참 멀어진 후에도 내 마음은 여전히 무언가를 조급하게 뒤쫓고 있었다.

한국에서 다 마무리 짓지 못하고 온 업무들,
회사 동료와의 면담 내용,
챙겨야 하는 가족과 지인들의 SNS 속 대소사들,
휴가지의 맛집이 어딘지, 명소는 어디인지 등 잡다한 생각들로
머릿속이 가득했다.

달리던 버스가 급브레이크를 밟으면 몸이 앞으로 쏠리는 관성처럼, 몸은 이제 잠시 멈춰서 쉬라고 하는데 마음은 계속 이리저리 달려나가고 있었다.

그때 깨달았다. 꽤 오랜 시간 쉼 없이 일하고, 몰아치는 빠른 템포에 익숙해진 '정신'이 느린 템포로 돌아오기 위해선 운동에서의 쿨다운(정리 운동) 같은 무언가가 필요하다는 것. 또 반대로 우리가 일상에서 고도의 정신적 에너지가 필요한 일에 돌입하기 전, 스트레스 없이 성공적으로 해내기 위해서는 일종의 워밍업(준비 운동)이 우리 마음에도 필요하다는 것을 말이다.

휴식은 결국 영원한 게 아니라 또 다른 도전을 위한 숨 고르기 기간이다. 휴가에서 돌아온 이후에는 다시 힘을 내어 일상을 담대하게 살아나가야 하는데, 제대로 휴식하지 않으면 폭발적인 에너지를 내야 하는 일도 흐지부지 어려워진다.

몸은 최선을 다해 달리고 싶어도 마음이 충분히 예열되어 있지 않고 경직된 상태라면, 쉽게 넘어지고 다친다. 또 몸이 휴가를 냈어도 마음은 온전히 휴식을 취할 준비가 되어 있지 않다면 쉬어도 쉰 것 같은 기분이 들지 않을 것이다. 온전한 휴식으로의 모드 전환을 위한 마음 이완 스트레칭 방법을 추천한다.

1. 복식호흡으로 깊게 숨을 들이쉬고 내쉰다.
2. 휴식의 흐름을 방해하는 머릿속 모든 잡다한 생각들을 종이

위에 적어 내려간다.

3. 당장 신경 쓰지 않아도 큰일 나지 않는 일들은 과감히 휴식 이후로 일정을 변경한다.

4. 휴대폰의 메일, 메신저 등 알람은 무음으로 해 둔다.

5. 휴식 중에 틈틈이 요가나 명상 시간을 가지면서 긴장된 마음과 근육을 물리적으로도 이완시켜 준다.

내 마음에게

자존감이 높아지고 일이 잘 풀리는 시기에는
스스로에게 더 엄격하고 냉정하게.
자존감 떨어지고 일이 안 풀리는 시기에는
스스로에게 조금 더 관대하고 따뜻하게.

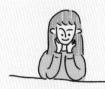

서툴러도 서투른 모습 그대로
지금 나의 모습을 담담하게 받아들이고,
이따금씩 비집고 들어오는 열등감은
성장을 위한 건강한 에너지로 삼고,
소중한 사람들을 돌아보고 감사할 줄 아
는 우리가 되길.

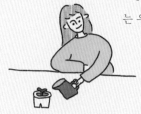

다른 사람의 위치, 다른 사람의 속도에 신경 쓰지 않고 내가 발 딛고 서 있는 지금 여기 내 위치에서 최선을 다할 것! 줏대 있게 가다 보면 나만의 보람과 성취를 발견하게 될 거예요.

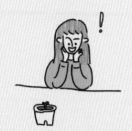

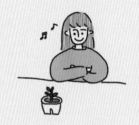

Being beautiful is being you.
완전한 '나 자신'으로 존재하는 것이야말로 아름다움을 실천하는 일이에요. 오늘도 나를 사랑해 주고 응원해 주는 하루를 보내요.

'나'라는 화분에
고유한 색을 지닌
아름다운 꽃이 필 것이다.

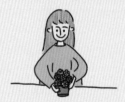

마인드 스트레칭 4단계

수축

생 각　　근 력 을　　길 러　　주 는

마 인 드　　스 트 레 칭　　훈 련 하 기

근육은 수축하면서 폭발적인 힘을 낸다. 일상을 살아가면서 큰 정신력을 내야 하는 순간들, 크고 작은 도전의 순간뿐 아니라 나 자신을 단단하게 지켜 줄 수 있는 마음의 힘은 '생각 근력'에서 나온다.

내가 원하는 나는 어떤 모습인가요?

"바위를 깎아 내듯이 마음도 모난 부분을
치유하고 깎아내는 시간이 필요해요."

여기에 A와 B 두 사람이 있다.

A는 삐딱하고, 뾰족하고, 부정적으로 생각하고, 매사에 비관적이고, 환경 탓이나 남 탓을 일삼고, 냉소적이고, 방어적이고, 열등감과 피해의식이 있고, 누가 자기 것을 빼앗아갈까 늘 전전긍긍하고, 꼬아서 듣고, 자신을 잘 모르는 사람.

반면 B는 건강한 신념이 있고, 용기 있고, 소신 있고, 자신을 행복하게 해 주는 일을 하고, 자기 자신을 좋아하고, 긍정적이고, 타인의 말을 열린 마음으로 받아들이고, 감사한 일을 잘 찾아내고, 감동할 줄 알고, 남과 비교하지 않고, 포기하지 않고, 인생에서 중요한 것에 집중하고, 자신을 잘 아는 사람.

A와 B는 다른 사람이 아니다. 대부분의 사람들 마음속엔 양면적인 태도가 공존한다. 누구나 B의 모습이 되기를 바란다. 기분

이 좋을 땐 B가 되기도 하지만 상황에 따라 A가 튀어나올 때도 있다. 당연히 나 또한 그렇다.

조금 더 나은 내가 되고 싶다면 '내가 정말 되고 싶은 사람'에 대해 생각해 보자. 그 사람은 이런 상황에서 어떻게 생각하고 어떻게 행동할지 머릿속으로 그려 본 다음, 그 모습 그대로 실천해 보자. 그렇게 해 나가다 보면 언젠가 내가 되고 싶은 그 사람이 되어 있을 것이다. 하지만 그저 바라기만 하고 아무것도 시도하지 않고 아무 변화도 무릅쓰지 않으면 늘 제자리걸음일 것이다.

마음을 다듬는 일도 습관이다. 누구나 인생에는 저마다의 굴곡이 주어지지만 그 상황을 어떻게 해석하고 대처할지는 자신에게 달려 있다.

내가 정말 되고 싶은 나는 어떤 심성을 가진 사람인지 더 자주 생각해 보고, 내가 바로 그 사람이 되었을 때 어떤 모습일지 더 구체적으로 그려 보자.

그냥 떠올리고 마는 게 아니라 글로도 써 보고, 잘 보이는 곳에 붙여 놓고, 소리 내어 읽어도 보고, 주변 사람들에게 이런 사람이 되고 싶다고 말도 해 보자.
'나는 나를 사랑해야지, 건강해져야지.' 다짐 한 번 한다고 해서 마음이 간절해지는 것도 아니고, 내가 원하는 모습이 되는 건 더더욱 아니니 말이다.

바위를 깎아 내듯이 마음도 모난 부분을 꾸준히 치유하고 깎아 내는 시간이 필요하다. 제련의 시간을 거치고 나면 어느 누구라도 B의 성향을 많이 보이는 사람으로 성숙해 갈 거라고 믿는다.

자존감을 이루는 자기 효능감

"손에 닿을 듯한 목표를 세우고
성취의 경험을 늘려 가는 것."

자기 효능감은 '나는 쓸모 있는 사람'이라는 확신, 내게 주어진 과제를 성공적으로 마칠 수 있다는 신념이다. 자신의 능력에 대한 판단과 믿음이라는 점에서 자기 존재의 가치를 판단하는 자존감과는 다르다. 성공의 경험이 많아질수록 자기 효능감은 강해진다.

첫째, 손에 닿을 듯한 목표를 세우고
둘째, 성취의 경험을 늘려가는 것.

이 두 가지만 기억하고 있으면 자기 효능감을 강화할 수 있다.

1. 손에 닿을 듯한 '가까운 미래의 보상' 세우기
한 달 만에 5*kg* 감량하기와 같은 목표는 무리한 목표일 뿐 아니라 내가 보상(5kg 감량)을 받으려면 한 달이라는 시간을 인내해야 한다. 목표를 세울 때는 가급적 가까운 미래에 내가 생각하는 보상이 직접적으로 나에게 돌아올 수 있도록 설정해야 지치지 않을 수 있다.

이를테면 야식 유혹을 뿌리치는 데 있어서 먼 미래에 내가 될지도 안 될지도 모르는 불확실한 '워너비 몸매'는 그다지 강력한 보상이 되어 주지 못한다. 반면 야식을 먹은 다음날 아침에 속이 부대끼고 살이 찐 것 같은 무거운 느낌과 불쾌감은 아주 가깝고 확실한 미래다. 내가 저녁에 과식하는 습관을 바꾸기 위해 설정했던 '가까운 미래의 보상'은 매일 아침 눈을 떴을 때 속이 더부룩하지 않은 나를 상상해 보는 것이었다.

2. 성취의 경험을 늘리기

자기 효능감을 높이는 가장 확실한 방법은 자신의 쓸모(능력)를 증명하는 일이다. 목표를 잘게 쪼개 구체적으로 세우면 그만큼 성공할 확률도 높아지고, 작은 성취를 반복하다 보면 나는 할 수 있는 사람이라는 확신이 생긴다. 그렇게 나에 대한 작지만 알찬 믿음을 바탕으로 목표의 난이도나 성취의 크기를 키워 나갈 수 있다.

운동 습관이 없던 내가 하루에 1시간씩 운동할 계획을 세웠을 때에는 번번히 실패했다. 반면 10분 만이라도 매트 위에서 버텨 보자는 작은 목표로 시작한 후에는 소소하더라도 확실한 성취 경험을 쌓을 수 있었고, 거기서 얻어진 자신감으로 10분이란 운동 시간을 15분으로, 15분을 30분으로 늘려 나갔다. 이렇게 1km를 걷는 경험이 3km를 걷게 만들고, 5km를 뛰게 만든다. 스스로에게 처음부터 어려운 난이도의 과제를 주는 대신, 한 단계씩 작은 목표를 세워 계단형으로 성취할 수 있는 경험을 그려 주자.

실천적 자신감, 실천적 자존감

"자존감은 가만히 있는다고 자라나지 않아요."

"저는 정말 자신감이 없어요."
"제가 다이어트에 성공할 수 있을까요?"

자존감이 나 자신을 존중하고 소중하게 여기는 마음이라면, 자신감은 어떤 일을 해낼 수 있을 거라는 믿음이다. 자존감과 자신감은 의미가 약간 다르다.

자신감은 "할 수 있다!"라고 외친다 해서 무조건 생겨나는 믿음이 아니다. 자신감을 가지려면 첫 번째로는 정직하게 노력해야하고, 두 번째로는 노력한 경험을 믿어야 한다.

일이든 공부든 다이어트든 관계든 최선을 다해 노력했던 경험이 없으면 잘 해낼 수 있을지에 대한 확신이 없기 때문에 자신감이 떨어질 수밖에 없다. 혹여 자신감이 있다고 할지라도 설득력 없는 단순 구호나 외침에 불과하다.

자존감도 자신감과 마찬가지다. 가만히 누워서 '나를 사랑하자, 사랑하자.' 되뇐다고 자연히 자라나는 게 아니다. 늘 그렇듯 아무것도 하지 않으면 아무 일도 일어나지 않는다.

세상에 직접 부딪치고 사람들과 부대끼는 과정 속에서 자존감에 생채기가 날 수도 있다. 하지만 상처를 돌아보는 과정을 통해 내 마음 면역력은 더 강해질 것이다. 상처를 회복하고 난 뒤의 마음의 면역력은 자존감과 자신감을 높이는 데 많은 도움을 준다.

그런데 애초에 스스로 면역력을 키울 수 있는 기회가 없었다면? 사소한 갈등이나 어려움에 자존감이 바닥으로 치닫고, 면역력이 약한 만큼 금세 회복하기가 어려워 자신감은 더 떨어지게 된다.

그렇다면 스스로 면역력을 키울 수 있는 가장 확실한 방법은 무엇일까? 아무리 작은 일이라도 꾸준히 성취해내는 것이다. 자기 전 스쿼트 10개 하기, 하루 동안 영어 단어 10개만 외우기처럼 사소한 실천으로 인한 작은 성취들이 모이면 자존감에도 잔근육들이 생긴다. 그리고 자존감의 잔근육들은 '나는 뭐든 할 수 있는 사람'이라는 확신을, '실패하더라도 괜찮다'는 믿음을 만들어 준다. 이런 나에 대한 확신과 믿음은 타인의 뾰족한 말과 여러 가지 힘든 상황으로부터 흔들리지 않도록 마음을 단단하게 만들어 준다.

지금 자존감이 낮아 고민이라면
또는 다이어트에 성공할 자신이 없다면
일단 다이어트를 위한 노력을 시작하고,
자신을 위해 흘린 땀을 믿어 주었으면 좋겠다.

뇌에도 길이 있다

"부정적인 생각들이 우리 뇌에 길을 내는 것을
허락하지 말아요."

폭식했더니 후회하게 되고
후회했더니 자책하게 되고
자책했더니 우울해지는 것처럼,
부정적인 생각이 꼬리에 꼬리를 물고 턱 끝까지 차오른 경험이
있을 것이다.

우리 뇌는 뉴런이라는 신경 전달 물질이 끊임없이 서로 정보를
주고받으며 네트워크를 만들고, 이 흐름이 반복되면 하나의 회
로가 만들어진다.
즉, 특정한 생각 하나가 패턴이 반복되면 다음번에도 생각이 그
회로를 따라 한 방향으로 흘러간다는 것이다. 마치 모래 위에
우연찮게 생긴 물길로 계속해서 물이 흐르고 흘러 그 물길이
더 깊어지는 것처럼 말이다.

그런데 또 한 가지 재미있는 사실은 뇌는 '학습'을 통해 계속해서 새로운 길을 낸다는 것이다. 아무리 부정적인 사람이라도, 외부 자극을 통해서 생각 회로를 긍정적으로 변화시키면 똑똑한 우리 뇌는 금세 긍정 회로를 만들어낸다.

실제로 정신의학자들의 연구에 의하면 명상이나 마음 챙김으로 의식적인 호흡을 해 주면 전두엽의 작동 방식을 변화시켜 뇌의 모양이 바뀌고 자주 사용하던 회로도 재조직된다. 잠깐의 호흡이 뇌의 부정적인 회로에 쉼표를 찍어 주는 것이다.

생각도 습관이기에 충분히 바뀔 수 있다.
생각이 바뀌면 행동이 바뀌고, 행동이 바뀌면 삶은 얼마든지 변할 수 있다.
부정적인 생각들이 우리 뇌에 길을 내는 것을 허락하지 말고, 나를 기분 좋게 하는 생각들로 밝고 건강한 길을 만들자.

변화에는 반드시 고통이 따를까?

"고통을 두려워하기보단
더 행복한 변화를 위해 용기 내요."

No pain, No gain. (고통 없인 얻을 수 없다.)
다이어트는 몸과 마음의 변화를 이끌어내는 과정이고 모든 변화에는 필연적으로 인내와 고통이 따른다.

근력 운동을 할 때에도 현재의 근육에 전에 없던 새로운 자극과 고통이 가해져야만 근육이 회복을 하면서 더 탄탄하고 건강한 근육으로 강화될 수 있다.

습관도 마찬가지다. 습관을 성형하는 일은 절대 쉽지 않다. 여태껏 내 몸이 적응해 왔던 편안하고 익숙한 습관을 떼어내는 일은 근육통 이상의 고통을 수반한다. 그렇기에 실패율도 높고, 언제 그랬냐는 듯 원래대로 돌아갈 수도 있다. 그게 당연하다. 그런데 이때 가장 필요한 것은 그 실패마저 과정으로 받아들이고, 결국엔 모든 것이 잘될 것이라는 나를 향한 응원과 위로다.

몇십 년간 함께 해 온 습관을 제거하고 앞으로 몇십 년을 함께 할 새로운 습관을 조금씩 천천히 만든다는 마음으로 여유를 갖고 작은 습관들을 다듬어 나가다 보면 어느 순간 습관 성형 이라는 과정을 즐기는 나를 발견할 수 있을 것이다.

고통을 두려워하기보단 더 행복한 변화를 위해 용기를 내자.

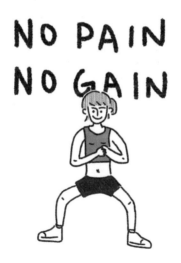

"아름다워지는 가장 확실한 방법은 바로 나다워지는 것! 쉬운 듯 어려운 말이지만 차근차근 나에 대해 알아가며 점점 더 아름다움이 묻어나는 사람이 될 수 있어요."

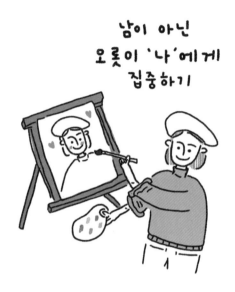

"체중계 위의 숫자보다 중요한 건
오롯이 내 땀과 노력으로 일군 몸에 대해
다른 사람의 시선과 평가 따위에 흔들리지 않는
당당한 마인드를 장착하게 되는 것이에요."

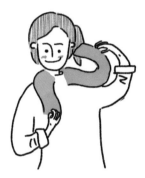

운동 후, 나만의 블러셔

칭찬은 어디까지 받아들여야 할까?

> "타인이 나를 정의하는 것에 휘둘리지 않을 것!
> 있는 그대로의 매력을 드러낼 것!"

'베스트 버전'을 만드는 과정에 타인의 칭찬이 필수 요건일까 고민해 본 적이 있다. 나 또한 타인의 칭찬 한 마디만으로 맘에 들지 않았던 내 몸의 일부가 한순간 좋아지기도 했던 적이 있었기 때문이다.

사람은 사회적인 동물이다. 고로 다른 사람의 인정과 칭찬에 힘이 나고 기쁠 수밖에 없다. 칭찬을 받았을 때의 설레는 감정 자체는 나쁜 게 아니다.

그런데 '예쁘다'는 칭찬 한 마디에 기분이 좋아진다는 것은 역으로 '못생겼다'는 지적 한 마디에 우울해진다는 것과 같다. 결국 어떤 평가든 타인에게 휘둘리지 않고, 있는 그대로의 매력을 드러내는 것이 진짜 건강한 마음이 아닐까?

감정적 허기 대처법

"마음이 헛헛할 땐 이렇게 해 보세요."

배부르게 먹었는데 허기가 느껴지거나, 진한 밀크 초콜릿이 당길 때, 자극적이고 매운 볶음면 같은 특정 음식이 머릿속을 맴돈다면 감정적 허기일 확률이 높다.

감정적 허기란 위가 비어서 느껴지는 신체적 허기가 아닌, 마음이 허기져서 배가 고프지 않은데도 음식을 갈구하는 것을 의미한다. 감정적 허기에 흔들릴 때 도움이 되는 마인드 스트레칭법을 소개한다.

1. 탓하지 말기
'난 역시 의지박약이야.'라며 비난하지 말고 '내일의 나는 더 잘할 거야!'라며 마음을 편하게 갖자. 내일의 나는 오늘의 나와 다를 수 있다.

2. 차 마시기

배가 고프다고 생각했는데 사실은 갈증일 수도 있다. 진짜 배가 고픈 것인지 그냥 무언가 먹고 싶은 것인지 헷갈릴 때는 따뜻하고 향이 좋은 차를 한 잔 천천히 마셔 보자.

3. 건강한 간식으로 입 막기

하루 종일 잘 참다가 밤 늦게 갑자기 배고픔과 식욕이 터져서 치킨을 먹게 될 바엔 제때 끼니를 해결하고 건강한 간식으로 배를 채우는 것이 더 낫다. 가래로 막기 전에 미리 호미로 막는 것이다. 건강한 간식으로는 따뜻한 두유나 방울토마토, 견과류 한 종지 정도의 양을 추천한다.

4. 일기 쓰기

내가 느낀 감정과 생각을 글로 풀어내다 보면, 헤어나올 수 없을 것 같았던 복잡한 감정이 명료해진다. 일기에 솔직한 내 감정을 쏟아내는 것만으로도 내가 느끼는 불안, 외로움, 우울함 같은 부정적 감정을 더 명확하게 인지할 수 있고, 허기를 유발하는 공허한 감정을 해결할 수 있는 방법을 찾을 수 있다.

5. 도움을 요청하기

믿을 만한 친구나 부모님께 마음을 솔직하게 털어놓는 것으로 많은 것이 해결될 수 있다. 특히 감정적 허기로 인해 폭식을 했을 때는 폭식 후에 밀려오는 죄책감이나 부끄러움을 숨기면 숨

길수록 고민은 더 깊어진다. 그런 나를 비난하지 않고 늘 내 편이 되어 주는 상대에게 털어놓으면, 말을 했다는 사실만으로도 나 혼자 짊어지고 있던 감정이 경감되면서 감정적 허기도 한 걸음 물러난다.

습관적 과식증

"음식은 두려움의 대상이 아니라,
내 삶을 풍족하게 만들어 주는 존재예요."

우리가 흔히 폭식이라고 생각하는 행동은 사실 '습관적 과식증'인 경우가 대부분이다.

습관적 과식증은 배가 고프지 않은데도 속이 불편할 정도로 음식을 많이 먹는 것이 특징이다. 특히 감정이 상했거나 외롭거나 우울할 때 불쾌한 감정으로부터 벗어나기 위해 과식을 하지만, 그 후에는 과식한 자신을 혐오하고 우울감을 느끼면서 또다시 과식하는 악순환에 빠진다. '먹으면 안 되는 음식'에 대한 규칙이 엄격하고 다이어트에 대한 강한 의지를 가지고 있기에 그 규율을 지키지 못했을 때 더 큰 자기혐오에 빠지게 되는 것이다.

그런데 어떤 음식을 먹으면 안 되는 음식으로 규정하는 순간,

우리는 심리적으로 박탈감과 무력감을 느낀다. '나는 이 음식을 먹고 싶어도 먹을 수 없는 사람이야.'라는 박탈감이 아이러니하게 음식을 더 갈망하게 만든다.

실제로 인지행동 치료법에서는 습관적 과식을 고치고 싶다면 내가 금지했던 음식들을 오히려 더 먹도록 권한다.

단, 내가 금지하고 두려워하던 음식을 포함한 식사 구성을 하되 규칙적인 시간에 적정한 양을 먹는 연습을 해야 한다. 그렇게 조금씩 내가 먹으면 안 되는 음식이라고 규정했던 음식을 받아들이고, 그 음식이 나에게 주는 만족감과 행복을 경험하다 보면 내가 규정했던 모든 것이 그저 내가 만든 두려움일 뿐이었다는 걸 깨닫게 된다.

세상에 절대 먹지 말아야 할 음식은 없다. 다만, 적당한 양이 있을 뿐. 설령 오늘 과식을 했더라도 자책하기보다 과식 후에 찾아오는 내 감정에 공감해 주고, 음식을 두려움의 대상이 아닌 내 인생을 더 풍성하게 만드는 존재로 받아들이는 연습을 해 보면 어떨까?

'무엇을' 먹느냐보다

'어떻게', '얼마나' 먹느냐의 문제

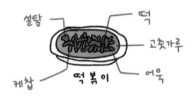

떡볶이

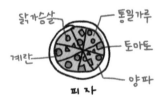

피 자

음식 집착

"다이어트로 좁혀진 시야를
삶으로 넓히는 연습이 필요해요."

"인생이 다이어트로만 점철된 것 같아요."
"하루 종일 먹을 것만 생각나요."
"먹지 말아야 한다고 생각하니 더 먹고 싶어요."

다이어트를 시작하면 크게 신경 쓰지 않았던 것들이 눈에 들어
오면서 예민해진다. 다이어트는 결국 나를 둘러싼 생활 방식의
문제이기 때문에 내가 먹는 음식, 칼로리, 활동량 등에 관심을
기울이게 된다. 그리고 그 관심은 어느 순간 강박이 되어 다이
어트가 내 삶을 압도하는 경험을 겪을 수 있다.

다이어트를 하는 동안 우리의 뇌는 다양한 호르몬의 영향을
받는다. 기분이 좋아지는 세로토닌, 도파민, 엔도르핀, 안정감
을 주는 가바, 무기력함을 타파할 글루타메이트 등 감정을 들었

다 났다 하는 호르몬 때문에 평소보다 더 예민하고 충동적으로 폭식하기도 한다.

식욕은 풍선과도 같아서 한 쪽을 억제하면 다른 한 쪽이 튀어나오는 특징이 있다. 식단 조절을 오래 지속하다 보면 갑자기 나도 모르게 폭발적으로 식욕이 터져 폭식하게 되는 순간이 있고, 그 순간에 큰 혼란과 자괴감을 느끼게 된다.

이럴 땐 당황하지 말고 오히려 과감하게 다이어트를 내려놓고 다이어트로 좁혀진 시야를 삶으로 넓히는 연습이 필요하다.

'나는 다이어트를 왜 하려고 하지?'
'음식 외에 나에게 위로를 주는 건 뭐지?'
'나는 결국 어떻게 살고 싶은 거지?'

이런 식으로 다이어트와 나의 관계를 차근차근 풀어 가면서 취미 같은 스트레스 해소구를 만들어 두면 몸도 마음도 건강하게 다이어트를 지속할 수 있다.

음식 말고도
위로 받을 수 있는건, 많다!

인생은 길고 다이어트는 계속된다

"아무 일도 없었던 것처럼 원래의 트랙 위로
다시 올라가면 돼요."

"다이어트를 하다 무너질 때 없으세요?"라는 질문을 참 많이
받는다. 나라고 왜 무너질 때가 없겠는가. 말 그대로 정신을 놓
고 먹는 경우도 있고, 기분이 좋아 술이 막 들어갈 때도 있고,
한 입만 한 입만 하다가 한 그릇 비우는 경우도 부지기수다. 나
역시 습관 성형 훈련과정에 있는 여느 다이어터와 다르지 않다.

하지만 인생은 길고 우리는 마라톤 선상에 있으니, 아무 일도
없었던 것처럼 원래의 트랙 위로 다시 올라가면 된다.

오늘 혹시 과식으로 후회하고 있다면 '그래, 이런 날도 있지.'라
고 훌훌 털어 버리고, 내일은 좀 더 가볍고 건강하고 소화 잘 되
는 음식으로 내 몸에 진정한 휴식을 선물해 주자.

'왜 그러지?'에서 '그랬구나'로

> "저 바닥으로 떨어진 감정을 억지로 떨쳐 버리려고
> 하지 말고 그저 바라보고 토닥토닥해 주세요."

'왜 난 같은 실수를 반복하지?'
'왜 난 제대로 못 해내지?'
'왜 난 안 예쁘지?'

나도 사람인지라 이런 부정적인 생각이 들 때가 있다. 그런데 우리 마음은 부정적인 생각을 한 번 시작하면 계속 꼬리에 꼬리를 물고 부정적인 생각이 확대되기 시작한다. 이때 부정적인 생각을 제일 처음 촉발시키는 문법이 있는데 바로 '왜 그러지?' 이다.

부정적인 생각에 잠식되려고 할 때는 이렇게 해 보자. '난 왜 그러지?' '난 왜 항상 이 모양이지?'에서 '그랬구나. 내가 지금 ○○ 하구나.'로 마음의 문법을 바꿔 보자.

'그랬구나. 내가 방금 좌절감을 느꼈구나.'
'그랬구나. 내가 지금 폭식한 걸 후회했구나.'
'그랬구나. 내가 지금 비교하며 부러워했구나.'

'알아차림'이라고 하는 이 기법은 삶에서 일어나고 있는 현상들을 확대 해석하거나 회피하지 않고 있는 그대로 지각하는 훈련법이다. 알아차림을 통해서 '난 왜 그러지?'라고 생각했던 당시의 감정을 먼저 인지하고, 그런 생각이 들게 만든 행위(폭식, 남과의 비교, 자기 비하 등)를 조금 더 객관적으로 관찰할 수 있다.

이렇게 부정도 긍정도 아닌 객관적인 시선으로 내 생각에 접근하면 부정적인 생각이 더 큰 부정으로 들불처럼 번지는 걸 막을 수 있다.

저 바닥으로 떨어진 감정을 억지로 떨쳐 버리려고 하지 말고 그저 바라보고 토닥토닥해 주는 것이다.
모든 감정을 담담하게 받아들이고 나에게 알아차림의 시간을 주면, 어느새 부정적인 감정은 가라앉고 새로운 가능성이 고개를 들 것이다.

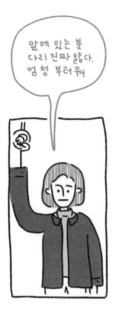

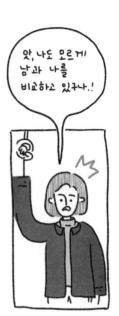

행복 If 훈련법

"원하는 대로 행동하고 변화한 나를 떠올리는
것만으로도 나의 자아는 한 뼘 더 건강해질 거예요."

'내가 여기서 포기한다면.'
'내가 또 폭식을 한다면.'

나 자신과 관계가 좋지 않을 때는 모든 상황을 부정적인 방향
으로 가정하고, 그로 인해 벌어질 나쁜 일들을 걱정한다. 문제
는 일어나지도 않은 미래에 대한 걱정 때문에 우리의 자아가
조금씩 힘을 잃고 실제로 부정적인 결과를 가져올 수 있다는
것이다.

이제는 행복하지 못한 가정을 멈추고, 내가 원하는 대로 행동
했을 때의 상황을 가정해 봐야 할 때이다.

'내가 나를 컨트롤할 수 있다면.'

'남의 눈치를 더 이상 보지 않는다면.'
'내가 더 많은 취미를 갖는다면.'

이렇게 내가 더 행복해질 수 있는 가정을 만드는 것이다. '행복한 가정' 뒤의 말을 완성하다 보면 내가 무엇을 하기를 원하는지 알게 되고, 주어진 상황에서 어떻게 하는 게 나에게 더 건강한 선택인지 알 수 있다.

그래도 자꾸 부정적인 생각이 든다면 종이를 꺼내서 행복 If 가정법을 세워 보자.

지금 내가 만약 ＿＿＿＿＿＿＿＿ 한다면?

나는 ＿＿＿＿＿＿＿＿＿ 하게 된다.

빈 칸에 들어갈 말이 바로 떠오르지 않는다면 역으로 해 보는 것도 좋은 방법이 된다.

내가 ＿＿＿＿＿＿＿＿＿ 하려면?

지금 나는 ＿＿＿＿＿＿＿ 를 하면 된다.

이렇게 행복 If 가정법을 통해 원하는 대로 행동하고, 변화한 나를 떠올리는 것만으로도 나의 자아는 한 뼘 더 건강해질 것이다.

지금 내가 만약 _____ 한다면
나는 _____ 하게 된다.

나와의 약속을 지키게

운동

나를 더 사랑   야식을 참는

내일 붓지 않은 예쁜 얼굴을 갖게

남의 눈치를 안보게

마인드 스트레칭

장점 찾기 놀이

"누구나 부러움의 대상이 될 만큼 예쁜 구석이
분명 하나씩은 있어요."

가끔 카페에 앉아서 지나가는 사람들을 관찰해 보면 정말 신기
하게도 그 사람만이 갖는 특유의 매력과 장점이 꼭 한 가지씩
은 보인다.

'저 사람은 미소가 밝네.'
'저 사람은 분위기가 있네.'
'저 사람은 옷 고르는 센스가 있네.'

재미 삼아 시작한 장점 찾기 놀이로 100명이 있으면 100가지
예쁨이 있고, 100가지의 예쁨은 절대 똑같을 수 없다는 걸 알았
다. 타인이 가진 장점에 주의를 기울이고, 타인을 칭찬하는 마음
으로 바라보면 나 자신에게도 친절해질 수 있을 것이다.

오늘 당신이 발견한 타인의 장점은 무엇인가?

오늘 당신이 발견한 당신의 장점은 무엇인가?

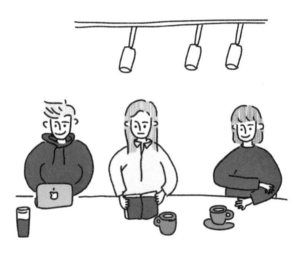

그 사람만이 갖는
특유의 매력과 장점

마인드 스트레칭

나에게 사과하기

“ 나에게 정확하게 사과하는 법을 알아야 해요. ”

타인과의 건강한 관계를 위해 서로 감정이 상했을 때는 재빠른 사과가 필요하다. 타이밍을 놓치면 사과도 의미 없다. 마찬가지로 나 자신과의 건강한 관계를 위해서도 '빠르고 정확하게 나에게 사과하는 법'을 알아야 한다.

'사랑해주기는커녕 너를 무시해서 미안해.'
'미안해. 너를 창피해했어.'
'매사에 불만스러워해서 미안해.'

괜히 '네가 더 좋아졌으면 하는 마음에……' 또는 '나도 너무 힘들어서 그랬어.'라는 식의 핑계를 붙이지 말고 나에게 제대로 사과하면 전보다 나와의 관계가 훨씬 돈독해진 것을 느낄 수 있을 것이다.

생각 라벨링 기법

"하루 동안 하는 오만 가지 생각들 중
자주 하는 생각들에 이름표를 붙여 주세요."

'길거리에 날씬한 여자만 보여.'
'여기 있는 사람 중에 내가 제일 뚱뚱해'.
'난 살 빼기 전엔 사랑받을 수 없어.'

생각도 습관이라서 사람마다 으레 자주 하는 생각이 정해져 있다. 그 생각이 부정적이라면 더더욱 머릿속에 착 달라붙어서 시도 때도 없이 불쑥불쑥 내 기분에 영향을 준다. 그럴 땐 이른바 '라벨링(이름표)' 기법을 해 보자.

하루 동안 하는 오만 가지 생각 중에서도 특별히 더 자주 하는 생각들에 이름표를 붙이는 것이다. 예를 들어 '세상에서 나만 빼고 다 예쁜 것 같아.'라는 생각이 자주 든다면 〈다 예뻐 생각〉이라고 이름을 붙여 보자. 그러면 이후에 비슷한 생각에 빠지게 되었을 때 '내가 또 〈다 예뻐 생각〉을 하고 있네.'라고 인지할 수 있다. 또 만약 내가 '나는 평생 아무에게도 사랑받지 못할 거야.'라는 생각을 자주 한다면 〈못난이 생각〉이라고 이름표를 붙이고 그런 생각이 들 때마다 '아, 이건 못난이 생각이지.'라고 자각하는 것이다. 여기까지만 해도 1단계 완료다.

이렇게 생각에 이름표를 붙여 내가 자주 하는 생각들을 정의했다면, 2단계는 이름표가 달린 생각들을 싹둑 잘라 버릴 수 있는 '방어 생각'을 하나씩 정해 보는 것이다.

이를테면 〈다 예뻐 생각〉에 대한 방어 생각으로 '그건 거짓이야. 세상엔 인구 수만큼 많은 아름다움이 있고, 나는 나만의 예쁨이 있으니까.'라는 생각이 뒤따라오도록 한다. 〈못난이 생각〉이 들면 '누구에게 반드시 사랑받지 않아도 나는 소중해.'라는 방어 생각으로 부정적인 나락으로 떨어지려던 마음을 건져 올릴 수 있다.

우리의 생각에는 힘이 있다. 그리고 반복을 통해 생각의 힘은 매우 강력해지고 기정사실화된다. 부정적인 생각이 반복되어 부정적인 '사실'이 돼 버리기 전에, 내가 습관적으로 자주 하는 부정적인 생각에 라벨을 달아 실체화하고 객관적으로 보려는 연습을 한다면 생각의 힘은 보다 긍정적인 방향으로 강화될 것이다.

외모 지적 대처하기

"그 사람의 낮은 자존감을 긍휼히 여기는
마음으로 마인드 컨트롤 할 수 있는 우리가
되었으면 좋겠어요."

자존감이 낮은 사람은 본능적으로 심리적 압박을 이겨내기 위해 다른 사람을 폄하하거나 상처를 주는데 이때 도파민과 세로토닌 호르몬이 나와서 순간적으로 행복감을 느낀다.

다이어트를 하다 보면 주변 사람들로부터 상처가 되는 외모 지적을 듣기도 하고, 그 한 마디 때문에 모든 노력이 와르르 무너지기도 한다. 그럴 땐 나 또한 누군가를 깎아내리면서 아픈 마음을 달래고 있는 건 아닌지 확인하고, 그 사람의 낮은 자존감을 긍휼히 여기는 마음으로 마인드 컨트롤 할 수 있는 담대한 당신이 되길 바란다. 우리가 도파민과 세로토닌을 생산하는 때는 남을 폄하할 때가 아니라 운동을 끝냈을 때, 건강한 음식을 맛있게 먹었을 때, 내 몸을 잘 돌봐 주고 하루를 끝마쳤을 때이기를!

소소하지만 확실한 성취, 소확성

"아무리 소소한 성취감이라도
그 순간들이 쌓이면 나도 참 괜찮은 사람이 돼요."

운동이 정신 건강에도 참 좋은 이유는, 아무것도 이루지 못한 것 같은 날이라도 내 몸을 조금 움직였을 뿐인데 가슴 깊숙한 곳에서 성취감이 밀려오며 나도 '꽤 괜찮은 사람'으로 느껴지게 해 주기 때문이다.

아무리 소소한 성취감이라도 그 순간들이 쌓이면 '나는 할 수 있는 사람'이라는 자신감이 생기고, 노력하는 나를 인정하기 시작하면서 자존감도 한 층 더 단단해진다.
'내가 언제 가장 뿌듯했지?'
'하길 잘했다! 라고 느낀 순간은 언제였지?'
이렇게 소소하지만 확실한 성취감, 일명 '소확성 리스트'를 만들어 두면 한없이 작아지고 무기력한 기분이 들 때 빨리 빠져나올 수 있다. 당신의 소확성 리스트에는 어떤 것들이 있는가?

상황별 마음 알약

"상황별로 이겨낼 수 있는
나만의 알약을 준비해 두세요."

$20kg$을 감량하기 전의 나는 여느 평범한 다이어터와 다르지 않았다. 새해나 여름 휴가철처럼 다이어트 의지가 넘칠 때 식단 관리도 마냥 즐겁고 이대로라면 다이어트도 평생 할 수 있을 것 같다가도, 몸의 컨디션이 나빠지거나 다이어트를 가로막는 상황이 생기면 의지는 온데간데없어지고 순식간에 예전의 습관으로 돌아가 나를 자책하기 일쑤였다.

그랬던 내가 나약한 의지를 다잡고 다이어트를 지속하는 데 도움이 되었던 마인드 스트레칭 방법이 있다. 그건 바로 내가 가장 의지가 넘치고, 정신적으로 건강할 때 상황별로 내 마음을 다잡을 수 있는 행동들을 알약처럼 미리 구비해 두는 것이다. 다이어트 의지가 떨어졌을 때, 남과 비교하는 마음 때문에 자존감이 떨어졌을 때, 귀찮음이 나를 잠식했을 때, 상황별로 이겨낼 수 있는 나만의 알약은 아주 효과적이다.

마음 알약을 만들 땐 내가 각각의 상황에서 어떤 행동을 하고 어떤 생각을 해야 그 상황을 벗어날 수 있었는지 과거의 경험을 참조해도 좋다. 단, 힘든 순간에는 마음 알약을 만들기 어렵기 때문에 심리적인 에너지 레벨이 높을 때 미리 찾아 두고 기록해 두는 것이 좋다.

그럼 나에게 효과적인 마음 알약 몇 개를 소개해 보고자 한다.

타인의 행동에 상처받고 공격받았을 때 필요한 마음 알약: 좋아하는 사람들과 저녁을 먹으며 안정감 느끼기.

내 삶이 꿈꿔 왔던 바와 달라 우울해질 때 필요한 마음 알약: 열심히 살아온 삶을 압축적으로 보여 주는 학창 시절의 일기장 읽기.

귀찮고 무기력해져 아무것도 하기 싫을 때 필요한 마음 알약: 요리 다큐멘터리를 보며 '세상에 저렇게 먹어 봐야 할 음식이 많으니 기운을 내서 또 살아가야지.'라고 다짐하기.

마음이 약해지고 에너지가 고갈되는 시점이 왔을 때에는 당황하지 않고 미리 준비해 둔 마음 알약을 실행한다. 마음이 건강

했을 때의 생각이나 느낌들이 되살아나면서 내 마음도 조금씩 회복되는 걸 느낄 수 있을 것이다.

무슨 일이 있든,
이겨낼 수 있다는 믿음이
건강한 자존감을 만든다.

우울할때

상처 받았을때

LOVE YOURSELF
B O X

귀찮고,
무기력할 때

마인드 스트레칭

다이어트 권태기에 대처하는 자세

"연애에도 권태기가 오듯
다이어트할 때에도 권태기가 와요."

연애에도 권태기가 오듯 다이어트할 때에도 권태기가 온다. 매번 반복되는 일상이 지겹게만 느껴지고 아무것도 하고 싶지 않은 일명 '노잼 시기' 말이다.

이럴 땐 '생산적인 일을 해야 하는데 왜 이러고 있지?'라는 강박을 내려놓고, 지금 내 일상을 무기력하게 하는 현재의 생활 패턴들을 차근히 나열해 보자. 늦게 자기, 누워 있기, SNS 하기, 누워서 SNS 하다가 늦게 자기, 과음, 남 탓 하기, 비난하기 등. 다이어트가 권태로울 땐 뭔가 더한다기보다는 최근에 내가 자주 했던 습관 중에 하나만 그만두는 연습을 해 보자.
때로는 일상에 행동 하나를 더하는 것보다 하던 행동을 빼는 것이 내 생활을 바로잡는 데 더 효과적이다.

건강한 다이어트를 위한 네 가지 멘탈 트레이닝

"멘탈 관리법에 익숙해지면
다이어트 중에 찾아오는 정신적인 부담에
유연하게 대처할 수 있어요."

1. 다이어트 목표를 이룬 나의 모습을 상상하기

다이어트 목표를 이룬 후에 하고 싶은 일을 상상하거나 글로 써 보는 것은 아주 좋은 이미지 트레이닝이다. 우리의 몸은 마음과도 긴밀히 연결되어 있어서 실제로 '마음으로 그리는' 몸의 형상을 따라간다고 한다. 글로 적으면 상상은 훨씬 더 힘이 강해지니 용기 내서 한 번 적어 보자.

2. 나에게 잘 맞고 오래 할 수 있는 방법 찾기

아이돌 연예인이 고구마만 먹고 살을 뺐다거나 나와 비슷한 체형의 친구가 운동장 10바퀴씩 뛰어서 살을 뺐다고 해도 나와는 맞지 않을 수 있다.
내 몸으로 직접 시행착오를 겪으면서 나에게 맞는 다이어트 방법을 찾아가는 게 가장 중요하다.

3. 기상 후 하루 일과 그려보기

아침에 일어나면 물 한 잔 들이키면서 오늘 하루 동안 해야 할 일들을 나열해 보자. 중간중간 스트레칭 할 틈새 시간을 만들고, 하루 일과 시작 전후에 운동할 수 있는 시간을 최소 30분은 꼭 비워 두자. 하루의 일과표를 그려 두면 시간이 나서 운동하는 게 아니라, 시간을 내서 운동할 수 있다.

4. 타고난 모습부터 사랑하기

살이 찐 현재의 모습을 미워하면 살을 뺀 후에도 다시 예전으로 돌아갈 것 같은 두려움에 다이어트에 대한 강박이 생긴다. 현재의 내 모습을 긍정하는 연습은 미루지 말고 지금부터 시작하자. 내가 바꿀 수 없는 것에 대한 집착이 사라지고 바꿀 수 있는 범위 안에서 노력하게 될 것이다. 다이어트가 새로운 도전의 연속인 만큼 스트레스가 없을 순 없겠지만, 멘탈 관리법에 익숙해지면 다이어트 중에 찾아오는 정신적인 부담에 유연하게 대처할 수 있다.

마인드 스트레칭 5단계

확장

다이어트를 넘어 내 삶 전반으로

마인드 스트레칭 적용하기

인간은 홀로 살아갈 수 없으며 타인에게 기대거나 서로 부대끼는 과정 속에서 나를 발견한다. 자존감만큼이나 '존재감' 또한 중요한 이유다.

진정한 의미의 워라밸

> "'남들이 하니까, 이게 중요하다고들 하니까
> 혹은 왠지 이래야 할 것 같아서'가 아닌,
> '내가 진짜 좋아하니까'라는 순수한 이유
> 하나만으로 내 삶을 가득가득 채우고 싶은
> 것들이 바로 내가 정말 추구하는 가치랍니다."

다노를 통해서 지속 가능한 건강한 다이어트에 대해 끊임없이 고민하고, 다이어트가 고민인 수많은 사람과 소통하다 보면, 이야기의 주제는 결국 '지속 가능하고 건강한 삶이란 무엇인가?'로 귀결된다.

요즘 워라밸[6], 소확행[7]이라는 말이 유행하면서 진정한 일과 삶 사이의 밸런스는 어디쯤에서 찾을 수 있는지에 대한 관심도 높아졌다.

나 역시도 일과 일상 사이에서 크고 작은 부침을 반복하며 알

---

6 워라밸이란 워크-라이프 밸런스(Work-Life Balance)의 줄임말로 일과 개인의 삶 사이의 균형을 뜻한다.
7 '소소하지만 확실한 행복'의 줄임말이다.

게 된 사실은, 진정한 워라밸은 단순히 칼퇴를 한다고 해서 혹은 일상에 여유시간이 충분하다고 해서 이뤄지는 건 아니라는 것이었다.

주변에서 워라밸을 야무지게 잘 챙기는 사람들을 떠올려 보면, 일에서 추구하는 가치와 삶에서 추구하는 가치가 분명하고 각각의 가치를 누리기 위한 명확한 목표를 찍고, 그 목표를 성취하기 위해 누구보다 치열하게 노력하고 시간을 허투루 쓰지 않는다. 이런 사람들이 일에서도 삶에서도 높은 만족감을 유지한다. 예컨대 내가 삶에서 '가족'이라는 가치를 추구하는 사람이라면 일터에서 성취하고 싶은 것과 가족을 위해 실천하고 싶은 것을 모두 To do list로 만들고 지켜나가는 것이다.

☑ (삶) 주 1회 부모님과 저녁 식사 같이하기

☐ (삶) 1년에 한 번씩 가족 여행가기

☐ (일) 대체할 수 없는 나만의 업무 특기 만들기

☐ (일) 리더로서 프로젝트를 성공적으로 이끌어가기

이렇게 일상에서도 목표를 세부적으로 세운 다음 이를 달성하기 위해 노력해야 한다.

'남들이 하니까, 이게 중요하다고들 하니까 혹은 왠지 이래야 할 것 같아서'가 아닌, '내가 진짜 좋아하니까'라는 순수한 이유 하나만으로 삶을 가득가득 채우고 싶은 것들이 내가 정말 추구하는 가치다.

당신이 꼭 지키고 싶은 삶의 가치는 무엇인가?

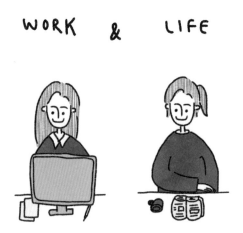

마인드 스트레칭

다노한 행복

“행복은 목적지에서 우릴 기다리고 있는 것이
아니라, 우리 곁에 늘 함께 있어요.”

행복에는 두 가지 종류가 있다. 물질로부터 오는 행복, 그리고
경험이나 관계로부터 오는 행복.

물질이 주는 행복은 새 옷을 샀을 때, 새 집을 장만했을 때의
기쁨 같은 것이다. 그런데 인간은 물질로부터 오는 행복에 대해
서는 적응 속도가 매우 빨라 금세 망각하고 더 큰 행복을 갈망
한다. 그러니 지속 가능한 행복을 위해서는 경험이나 관계에서
오는 행복을 추구하는 편이 낫다. '과연 정말 그럴까?' 싶어서
최근에 행복했던 순간을 노트에 써 내려가 보았다.

> 다노를 통해 몸의 고질적인 통증이 완화되었다는 메시지
> 를 받았을 때
> 외부인들에게 다노 크루들에 대한 칭찬을 들었을 때

한 프로젝트를 해내기 위해 손발이 척척 맞는 동료들과 이
심전심으로 업무에 몰입할 때

누군가가 눈을 반짝이며 내 이야기를 들어줄 때

부모님과 함께하는 여행 계획을 짤 때

옛 일기장의 기록에서 우연히 현재의 문제에 대한 해답을
얻었을 때

하기 싫었던 운동 끝냈을 때

"회사 동료들을 진짜 좋아하시나 봐요."라는 말을 들었을 때

주말에 이불 속에서 점심때까지 아무것도 안 하고 늘어져
있을 때

쓰면서 놀랐던 건 바로 떠오른 행복의 순간이 정말 '관계나 경
험'에 관한 것들이었고, 이런 행복이 더 오랜 여운으로 남는다
는 사실이었다. 물질이 준 행복도 당시엔 분명 강렬했었는데, 물
질이 손에 들어온 후에는 이전의 열망이 빠르게 식어 버려서
막상 떠올리려고 하면 기억도 잘 나지 않았다.

내가 체중을 목표로 다이어트했을 때도 마찬가지였다. 꿈의 49kg
이라는 숫자를 본 그 순간에는 행복했지만 결코 오래가지 않았
다. 49kg이 주는 만족감과 타인이 전해준 인정의 말들은 빠르
게 사라졌고, 나는 곧 내 몸에서 맘에 들지 않는 부분을 찾아
내 다시 스트레스를 받기 시작했다. 원점이었다.

다이어트가 주는 진짜배기 행복은 특정 체중을 찍는 것이 아니라 나를 아껴 주고 알아 가는 경험으로부터의 성취감과 행복감이었다.

물질적인 행복은 잡힐 듯 잡힐 듯 더 멀어져 우리를 목마르게 하지만, 관계와 경험에서 오는 '진짜 행복'은 지금 이 순간을 살게 하고 행복이 충만한 나로 만들어 주기에 부족함이 없다.

다노한 성공

“성공은 평범한 사람들의 비범한 노력들이
차곡차곡 쌓여서 만들어져요.”

살다 보면 명문대에 합격하거나 일류 직장에 취업하거나 큰 대회에 우승하는 등 엄청난 성취를 대변하는 큰 성공들이 있다. 하지만 그 순간만 기다리며 살기에 우리 인생은 너무 길다. 오히려 나는 하루하루의 조그마한 성취를 발견하고 거기서 소소한 기쁨을 느끼는 과정을 즐기며 앞으로 나아가는 것이 더 누림직한 성공이 아닌가 싶다.

성공은 평범한 사람들의 비범한 노력들이 차곡차곡 쌓여서 만들어진다는 말을 좋아한다.

그것이 자기 관리든 커리어든 삶의 목표든 간에 타고나지 않았더라도 비범한 노력의 끝에는 어떤 식으로든 성취감이 기다리고 있다. 그리고 차곡차곡 쌓인 성취감들은 우리가 위기에 놓였을 때 흔들리지 않도록 단단히 붙잡아 주고 결국 우리가 바라던 성공에도 데려다줄 거라 믿는다.

칭찬에 대처하는 법

> "그렇게 말씀하신 덕분에
> 방금 제 자존감이 높아졌어요!"

누군가 나에게 "예뻐졌다."거나 "대단하다."라고 칭찬했을 때 나도 모르게 "아니야."라고 대답한 적 있지 않은가?

심리학적으로 자존감이 낮은 사람은 "옷이 예쁘네요."라는 칭찬을 들으면 "아니에요. 길거리에서 산 옷이에요."라고 답하고 "정말 잘했어요. 대단하시네요."라는 칭찬을 들으면 "아니에요. 저 원래 되게 못해요."라고 답하면서 자신도 모르게 칭찬을 반사하고 스스로를 낮춘다고 한다.

그래서 내가 처음 미국에 가서 외국 친구들이 칭찬에 대처하는 방식을 접했을 때 꽤 신선했다.
"오늘 옷 잘 어울린다."라고 하니 "고마워, 나랑 잘 어울리지? 내가 제일 아끼는 거야!"라고 신나게 답을 하고, "너 정말 잘하는

구나. 대단하다."라고 하면 "고마워. 나 정말 열심히 연습했거든!"이라며 칭찬을 부정하거나 스스로를 낮춰 이야기하는 대신 맘껏 감사해하거나 기뻐하고 너스레를 떨며 받아치기도 하는 등 훨씬 자연스럽게 반응하는 것이었다. 이런 문화적 차이는 꼭 낮은 자존감 때문이라기보다는 겸손이 미덕으로 비치는 사회 분위기상 칭찬을 온전히 받아들이지 못하게 되는 탓도 있을 것이다.

그래서 이제는 우리도 칭찬을 잘 받는 연습이 필요하다. 누군가 칭찬을 했을 때 "그렇지 않아요." "진짜 별거 아니에요."라고 대답해 버리면 칭찬을 한 상대방도 약간의 무안함을 느끼게 된다. 그럴 땐 "그렇게 말씀해 주시니 기뻐요. 감사합니다." 또는 "덕분에 제 자존감이 높아졌어요!"라고 답해 주자. 그럼 칭찬을 해준 사람도, 칭찬을 받는 나도 기분이 좋아지는 마법 같은 일이 벌어진다.

칭찬을 받았을 땐 기분 좋게 받고
받은 만큼 진심을 담은 칭찬으로 남에게 돌려주는 우리가 되었으면 좋겠다.

친구에게 칭찬 샤워 시켜주기

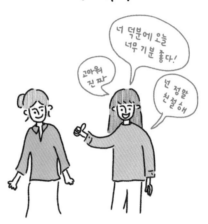

다음 세대를 위한 '내 몸 사용 학교'

> "내 몸을 스스로 변화시킬 수 있는 힘이 내 안에
> 있다는 걸 깨닫고 나면 삶은 이전과는 달라져요."

지금은 20대에서 30대 여성들을 위한 다이어트 솔루션에 집중
하고 있지만 머지않은 미래에는 유년기부터 청소년기까지의 여
성들이 건강한 신체 자아상을 갖도록 돕고, 자신의 몸을 올바
르게 다루는 법을 알려 주는 일을 하고 싶다. '내 몸 사용 학교'
랄까.

학창시절 나에게 체육시간은 그저 실기평가 점수를 잘 받기 위
해 국민체조 동작을 외우거나 기말고사를 잘 보기 위해 스포츠
의 룰을 달달 암기하는 시간이었다. 대학 입시가 코앞으로 다가
오면서는 그나마 있던 체육 시간도 자습하는 시간으로 대체되
기가 부지기수였다.

입시 위주의 교육을 소화하는 동안 나는 내 몸을 이루는 근육

이 어떻게 연결되어 있고, 어떻게 서로 유기적으로 동작하는지에 대해서 전혀 배우지 못했고, 그런 신체 감각을 키우게 된 건 성인이 되고도 한참 후, 그것도 다이어트에 수차례 실패하고서야 가능했다.

그러다 보니 하루 12시간 가까이 앉아 있으면서도 왜 허리가 아픈지 몰랐고, 공부를 하다 허리가 아플 땐 어떤 스트레칭을 해야 하는지도 깜깜했으며, 설탕 가득한 두유가 건강 식품이라고 굳게 믿을 정도로 내가 먹는 것과 내 몸을 이루는 것에 대해 무지했다.

그렇게 내 몸에 대해 아무것도 모르는 상태에서 미국 교환학생 생활을 하며 자극적이고 기름진 음식을 만났다. 그때의 나는 몸에 좋은 음식과 나쁜 음식을 구분하는 기준이 없었기에 그저 혀에 맛있는 음식들을 대용량으로, 닥치는 대로 먹었다.

그리고 살이 급격히 불어났을 땐 왜 몸이 이렇게 변했는지, 어떻게 대처해야 할지 알 수 없어 패닉에 빠지기도 했다. 인터넷에 떠도는 정보들은 무조건적으로 다 따라 해보고 그에 대한 대가는 요요로 혹독하게 돌려받았다. 그럼에도 불구하고 이 악순환을 끊는 방법은 전혀 알지 못했다.

그랬던 내가 다이어트를 하고 나서야 비로소 내 몸과 건강하게 관계 맺는 법을 깨달았다. 내 몸을 스스로 변화시킬 수 있는 힘이 내 안에 있다는 걸 깨닫고 나면, 삶은 이전과 같지 않다.

'작은 경험 하나가 습관 형성, 자존감 형성에 큰 영향력을 미치는 10대 때에 내 몸이 가진 가능성과 에너지를 알았더라면 참 좋았을 텐데.'라는 아쉬움도 있다. 이런 아쉬움이 남아서일까? 사명감을 갖고 언젠가 '내 몸 사용 학교'를 만들어 청소년 교육을 해야겠다는 생각을 한다. 모든 사람이 자신의 고유의 아름다움을 발견하고 건강하게 살아가는 사회를 만드는 첫걸음은 '교육'이라 믿는다.

매력 수업

"자기만의 기준이 명확하고, 자기가 좋아하는 일을 하거나 심지가 굳은 사람, 세상을 바라보는 태도가 멋진 사람."

아름다워지고 싶다는 수많은 여성을 상담하다 보면 '진짜 매력'은 예쁜 얼굴과 날씬한 몸을 갖춘다고 해서 생기는 게 아니라는 걸 깨닫는다.

자기만의 기준이 명확하고, 자기가 좋아하는 일을 하거나 심지가 굳은 사람, 세상을 바라보는 태도가 멋진 사람들이 나에겐 매력적인 사람으로 다가온다.

나만의 매력을 발견하고 그 매력을 개발해 주는 '매력 수업'을 개설하는 즐거운 상상을 해 본다. 남들은 다 아는데 나만 모르는 내 매력을 가르쳐 주고, 필요한 때에 적절히 매력을 발산하는 스킬도 키워 주는 것이다.

모든 여성이 자신만의 아름다움과 매력을 발견하고 자신만의 컬러로 세상을 다채롭게 만들어 간다면, 이 지구 자체가 매력 사관 학교가 되지 않을까?

나만의 매력을 찾고 다듬는 일

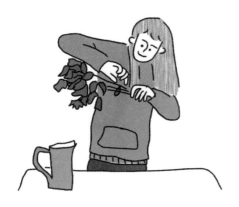

다이어트는 라이프 스타일 공사

"나와의 약속을 지키는 멋진 내가 되기 위해."

다이어트는 단순히 예뻐지는 방법론이 아니라 한 사람의 삶을 뒤바꾸는 대공사 작업이다.

다이어트란 무슨 음식을 얼마큼 어떤 태도로 먹으며, 언제 어떻게 내 몸을 사용할지를 바꾸는 작업이고, 이는 결국 '어떻게 살 것인가'라는 질문에 대한 답을 찾아가는 과정과 다를 바 없다.

진정한 다이어트란 평생 사용하게 될 나의 '몸'이라는 도구를 가꾸는 방법이자 과정이다. 다노가 지향하는 다이어트는 단순히 지방을 연소하고, 몸매를 날씬하게 하는 행위에서 그치지 않는다.

진정한 습관 성형은 단순한 외면의 변화를 넘어 신념, 행동, 신체 그리고 삶을 대하는 방식으로 이어지는 변화에 집중하는 것이다. 그래야만이 습관 성형이라는 과정을 지치지 않고 오랫동안 즐겁게 이어갈 수 있다.

내가 내 삶을 컨트롤할 수 있다는 확신 뒤에 찾아오는 자아 효능감은 다이어트를 지속할 수 있도록 도와준다. 뿐만 아니라 전반적인 삶 속에서 도전에 대한 열린 태도를 갖게 한다. 또한 태도가 바뀌면 삶의 모습도 결국 바뀌게 된다.

그렇기에 진정한 다이어트의 효과는 몸을 다듬는 힘과 더불어 라이프 스타일을 바꿀 수 있는 힘을 준다는 데 있다. 이를 경험해 본 사람이라면 공감할 수 있을 것이다.

대단한 방법이 아니더라도 괜찮다.
나와의 약속을 지키는 멋진 내가 되기 위해
오늘보다 더 아름다워질 내일을 위해 움직여 보자.

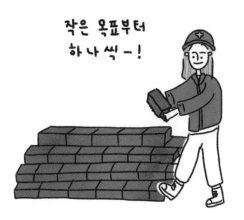

작은 목표부터
하나씩 ―!

아름다움에 그림자란 없다

"이제서야 난 깨달았다.
아름다움이란 내가 얻을 수 있는 것도,
소비할 수 있는 것도 아니라는 사실을.
아름다움이란
'나 자체'가 되어야 하는 무엇이었다."

우연히 'Black Women in Hollywood' 시상식에서 흑인 여배우 루피타 뇽오Lupita Nyong'o가 'Breakthrough Performance' 상을 수상하며 밝혔던 소감을 듣게 되었다. 전 세계가 열광했던 그녀의 연설 일부를 소개하고 싶다.

어렸을 때 난 내가 너무 못생겼다고 생각했다. 텔레비전을 켜면 온통 하얀 얼굴만 나왔으니까. 나의 새까만 피부 때문에 놀림과 조롱을 받았다. 눈을 뜨고 일어났을 때 내 피부색이 밝아져 있게 해 달라고 매일 신에게 기도했다.

아침이 오면 늘 들떴다. 거울 앞에 달려가 얼굴이 하애졌는지부터 확인했다. 그리곤 어제와 똑같은 걸 확인하곤 매일 같은 실망을 겪었다.

사춘기가 그렇듯이 10대 때는 자기혐오가 극에 달했다. 엄마는 내가 아름답다고 자주 이야기해 주었지만, 그건 설득력이 없었다. 엄마는 내가 딸이니까 당연히 예뻐 보이겠지.

얼마 후, 알렉 웩Alek Wek[8]이 국제 무대에 등장했다. 이 유명모델은 정말 새까맸고 모든 런웨이와 잡지 표지를 장식했다. 그리고 모든 사람들이 그녀의 아름다움을 칭송했다. 심지어 오프라 윈프리도 그녀가 아름답다고 했다.

나처럼 생긴 사람을 두고 사람들이 아름답다고 받아들이는 걸 보고 충격을 받았다. 나에게 있어 내 외모는 언제나 '극복해야 하는 장애물'이었는데, 갑자기 오프라 윈프리가 부정해 버렸다!

혼란스러웠다. 그때부터 내 안에 잠자던 꽃이 피어나기 시작했다. 알렉을 보면서 나도 모르게 나 자신을 그녀에게 투영했다. 아름다움은 나와 동떨어져 있는 줄로만 알았다. 하지만 미의 기준을 만들어내는 사람들이 이제는 나를 인정하고 나의 진가를 알아봐 준다는 사실에 내 발걸음에는 힘이 실리기 시작했다.

여전히 내 주위엔 하얀 피부에 대한 열망이 훨씬 더 많다.

8　패션업계에 파란을 일으킨 흑인 모델.

예전에 내가 신경 쓰고 살던 '외모 평가질 하는 사람들'은 여전히 나를 못생겼다고 할 것이다.

그럼에도 이제서야 난 깨달았다.
아름다움이란 내가 얻을 수 있는 것도, 소비할 수 있는 것도 아니라는 사실을. 아름다움이란 '나 자체'가 되어야 하는 무엇이었다. 생김새에 의존하는 것만으로는 당신의 삶을 지탱할 수 없다.

진짜 우리의 삶을 지탱하는 것은, 궁극적인 아름다움이란 것은, 바로 당신 자신에 대한 애정 그리고 당신 주변 사람들에 대한 애정이다.

이 아름다움은 당신의 마음을 뜨겁게 한다. 그리고 이 아름다움에 그림자란 없다.

이 수상 소감을 들으면서 개인의 자존감이란 스스로 만들어낼 수 있는 힘을 넘어서, 아름다움의 다양성을 포용할 수 있는 사회적인 합의와 시선도 준비되어야 가능하다는 걸 깨달았다.

그렇기에 우리가 만들어갈 세상은 아름다움을 획일화하거나 상품화하지 않고 모든 사람이 각자 자신만의 '최상의 나', 즉 베스트 버전을 발견할 수 있는 곳이길 바란다. 나와 다른 사람들

의 아름다움 또한 인정하고 응원해 줄 수 있는 단단하고 건강
한 세상이길 꿈꿔 본다.

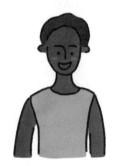

아름다움이란,
'나 자체'가 되어야 하는
무엇이다.

BLACK WOMEN in HOLLYWOOD

어느 날 갑자기 떠오른 '마인드 스트레칭'이라는 단어가 마음에 들어서 '언젠가는 책 제목으로 써야지.'라고 혼자 즐거운 상상은 해 봤지만 이렇게 빨리 현실이 될 줄은 몰랐습니다.

다이어트를 하면서 몸과 마음이 지친 사람들에게 줄 수 있는 조언과 실천적인 해결법을 하나둘 인스타그램에 써 올리던 것이 공감을 얻고 출간 제의까지 받았으니 이 책이 세상에 나올 수 있었던 것은 많은 분들의 관심과 도움 덕분이었습니다.

마인드 스트레칭이라는 단어를 처음 생각해낸 건 작년 휴가 때였습니다. 내 심리 상태가 스트레칭 후의 근육처럼 상쾌하고 가볍게 느껴졌습니다. '스트레칭을 통해 근육의 유연성을 늘리고 피로도를 감소시키듯 마음 상태를 의식적으로 관리할 수 있는 쉽고 간단한 방법들을 정리해 보자.'고 생각한 것이 마인드 스트레칭이라는 이름을 달고 한 권의 책으로 엮어졌습니다.

공교롭게도 에필로그를 쓰는 지금도 휴가를 맞아 공항 게이트에서 비행기 탑승을 기다리며 책 막바지 작업을 하고 있습니다. 이번 생은 마음 편히 휴가 가지 못하는 운명을 타고난 깃 같습니다. 비행기에 오르기 직전까지도 일을 꾸미는 모습은 변함이 없지만 작년과 올해 휴가를 앞둔 저의 마음 상태는 사뭇 다릅니다. 조금은 더 여유가 생겼고, 말랑말랑해졌으며, 더 깊은 숨을 쉬고 있습니다.

이 책의 시작은 휴가를 떠나서도 마음을 온전히 내려놓지 못한 채 조급해하고 불안해했던 저의 경험을 돌아보는 것에서 출발했지만 사실은 양질의 휴식 이상의 이야기를 담고 싶었습니다. 다이어트라는 건강관리 업계에서 전문 코칭 프로그램과 건강 식단을 개발하는 업을 7년째 하고 있다 보니 평소 자기 관리를 하는 사람들이 겪는 심리적인 어려움과 늘 마주합니다. 나와의 약속을 지키지 못했다는 자책감, 원하는 하루를 살지 못했을 때의 후회, 타인이 아닌 나에게 온전히 집중해야 하는 걸 알면서도 자꾸 곁눈질하며 남과 나를 비교하는 열등감 같은 것들 말입니다.

이런 부정적인 감정은 우리가 더 나은 사람이 되고자 하는 열망이 존재하는 한 반드시 안고 살 수밖에 없습니다. 하지만 이런 감정이 밀물처럼 나를 덮쳐 왔을 때 잠식되지 않고 유연하게 흘려보낼 수 있는 태도를 가질 수 있다면, 흔들릴 수는 있어도 내 중심 전체가 뿌리 뽑히는 일은 없을 것입니다.

이 책이 마음의 문제로 다이어트에 실패하는 사람들, 반복된 실패로 몸도 마음도 지친 사람들을 위한 '내 마음 사용 설명서'가 될 수 있다면 참 기쁠 것 같습니다. 다이어트에서 한 발 더 나아가 인생의 중요한 목표를 세우고 달려가다가 한 번쯤 돌부리에 걸려 넘어져 본 적 있는 사람들이 숨을 고를 수 있게 도와줄 수 있다면 더할 나위 없을 것입니다.

이번에 책을 쓰면서 프로젝트 매니징과 스케줄링 조율에 힘써 준 지안 님과 글에 어울리는 진심이 담긴 일러스트를 그려준 혜인 님, 두 분은 제 인생의 러닝 메이트Learning mate입니다. 다노를 믿고 지켜봐 주시며, 다노가 여기까지 올 수 있도록 성장시켜 준 다노 블리들과 마이다노 코치님들, 이 책을 세상에 나오게 해 준 카멜북스에게도 감사드립니다.

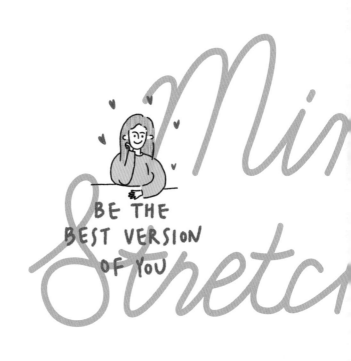

BE THE
BEST VERSION
OF YOU

마인드
스트레칭

초판 1쇄 발행 2019년 3월 25일
　　　2쇄 발행 2019년 4월 29일

지은이 이지수
일러스트 임혜인
펴낸이 이광재

책임편집 김미라　　　　**편집** 오지은
디자인 이창주　　　　　**마케팅** 허남, 최예름

펴낸곳 카멜북스　　**출판등록** 제311-2012-000068호
주소 경기도 고양시 덕양구 통일로 140 (동산동, 삼송테크노밸리) B동 442호
전화 02-3144-7113　　**팩스** 02-6442-8610　　**이메일** camelbook@naver.com
홈페이지 www.camelbooks.co.kr　　**페이스북** www.facebook.com/camelbooks
인스타그램 www.instagram.com/camelbook

ISBN　978-89-98599-50-8 (13510)